NYBÖRJAR SJUKSKÖTERSKA GUIDE

VIKTIGA TIPS OCH ETIKETT

Introduktion:

Välkommen till omvårdnadens tillfredsställande och dynamiska värld! När du ger dig ut på den här resan går du in i ett yrke som inte bara är avgörande för vården utan också är djupt givande på ett personligt plan. Den här boken, "The Beginner Nurse's Guide: Essential Tips and Etiquette," är utformad för att vara din omfattande följeslagare när du navigerar genom de tidiga stadierna av din sjuksköterskekarriär.

Omvårdnad är mer än bara ett jobb; det är ett kall, ett åtagande att ta hand om andra i deras mest utsatta stunder. Oavsett om du är nybörjare från sjuksköterskeskolan eller övergår från en annan karriär, har vägen framåt otaliga möjligheter för tillväxt, lärande och att ha en positiv inverkan på patienters och deras familjers liv.

I den här introduktionen kommer vi att utforska vad det innebär att vara sjuksköterska, de unika utmaningar och glädjeämnen du kan stöta på, och hur den här boken hjälper dig att navigera genom den spännande resa som ligger framför dig.

Låt oss först och främst ta upp kärnan i omvårdnad. I sin kärna handlar omvårdnad om att tillhandahålla medkännande och holistisk vård till individer över hela livet, från födseln till vård i livets slutskede. Det omfattar inte bara de tekniska färdigheter som behövs för att leverera medicinska behandlingar utan också det känslomässiga stödet och opinionsbildningen som är nödvändig för att främja hälsa och välbefinnande.

Som sjuksköterska kommer du att befinna dig i skärningspunkten mellan vetenskap och mänsklighet och tillämpa evidensbaserad praxis samtidigt som du får kontakt med patienter på en djupt mänsklig nivå. Denna dualitet är det som gör omvårdnad både utmanande och oerhört tillfredsställande. Du kommer att bevittna den mänskliga andans motståndskraft, fira triumfer och ge tröst under tider av osäkerhet.

En av de mest anmärkningsvärda aspekterna av omvårdnad är dess mångfald. Fältet erbjuder ett brett utbud av specialiteter och miljöer, från intensivvårdsavdelningar till kommunala vårdcentraler, från pediatriska avdelningar till operationssalar. Oavsett om du dras till den snabba miljön för akutsjukvård eller de långsiktiga relationer som byggs inom primärvården, finns det en nisch inom omvårdnad som stämmer överens med dina intressen och styrkor.

Men med stor mångfald kommer behovet av anpassningsförmåga och livslångt lärande. Omvårdnad är ett yrke som ständigt utvecklas, drivet av tekniska framsteg, förändringar i sjukvårdspolitiken och förändringar i samhällets behov. Därför, som en nybörjare sjuksköterska, är det viktigt att anamma ett tankesätt av kontinuerlig tillväxt och utveckling.

Den här boken är uppbyggd för att ge dig de grundläggande kunskaper och praktiska färdigheter som behövs för att trivas som nybörjare. Varje kapitel är noggrant utformat för att ta upp nyckelaspekter av omvårdnadspraktik, från att bemästra grundläggande kliniska färdigheter till att navigera i komplexa etiska dilemman. Du kommer att lära dig om effektiva kommunikationstekniker, professionalism och etikett i vårdmiljöer och strategier för egenvård och karriäravancemang.

Dessutom är den här boken inte bara en enkelriktad gata. Den är utformad för att vara interaktiv, uppmuntrar dig att reflektera över dina egna erfarenheter, sätta upp mål för personlig och professionell tillväxt och engagera dig i självbedömning för att identifiera områden för förbättring. Du hittar praktiska tips, verkliga scenarier och tankeväckande frågor som utmanar dig att tänka kritiskt och tillämpa dina kunskaper i olika sammanhang.

När du reser genom dessa sidor, kom ihåg att du inte är ensam. Varje sjuksköterska, oavsett deras erfarenhetsnivå, var en gång en nybörjare som du. Du har en stor gemenskap av mentorer, kollegor och sjuksköterskor som är redo att stödja och vägleda dig på vägen.

Så, med ett öppet sinne och ett medkännande hjärta, låt oss ge oss ut på detta äventyr tillsammans. Välkommen till omvårdnadens värld, där varje dag ger nya möjligheter att göra skillnad. Oavsett om du tröstar en rädd patient, förespråkar bättre hälsovårdspolicyer eller helt enkelt lånar ett lyssnande öra, vet att dina bidrag är viktiga och att du är en del av ett ädelt yrke dedikerat till helande och mänsklighet.

Förstå sjuksköterskeroller

Omvårdnad är ett mångfacetterat yrke med en mångfald av roller och ansvarsområden. Från vårdgivare vid sängkanten till avancerade sjuksköterskor, varje sjuksköterskeroll spelar en avgörande roll för att leverera högkvalitativ patientvård och främja hälsa och välbefinnande inom samhällen. I det här kapitlet kommer vi att utforska de olika sjuksköterskerollerna, deras unika bidrag till vården och de utbildningsvägar som krävs för att fullfölja dem.

I grunden för sjuksköterskepraktiken är registrerade sjuksköterskor (RNs), som utgör det största segmentet av sjuksköterskearbetskraften. RNs ansvarar för att tillhandahålla direkt patientvård, bedöma patientbehov, utveckla vårdplaner, administrera mediciner och samarbeta med annan vårdpersonal för att säkerställa en omfattande behandling. De arbetar i en mängd olika miljöer, inklusive sjukhus, kliniker, långtidsvårdsinrättningar och kommunala hälsocenter, och kan specialisera sig på områden som medicinsk-kirurgisk omvårdnad, intensivvård, pediatrik eller mental hälsa.

Licensierade praktiska sjuksköterskor (LPN) och licensierade yrkessjuksköterskor (LVN) är viktiga medlemmar i omvårdnadsteamet, som tillhandahåller grundläggande omvårdnad under överinseende av RN:er eller läkare. Deras uppgifter kan innefatta att ta vitala tecken, administrera mediciner, hjälpa till med aktiviteter i det dagliga livet och övervaka patientens framsteg. LPN/LVN arbetar vanligtvis på långtidsvårdsanläggningar, rehabiliteringscenter och polikliniker, där de spelar en viktig roll för att stödja patienternas hälsa och välbefinnande.

Certifierade sjuksköterskor (CNA) tillhandahåller direkt vård till patienter under övervakning av RN eller LPN/LVN. De hjälper till med aktiviteter som bad, påklädning, matning och rörlighet, och kan även utföra uppgifter som att ta vitala tecken och dokumentera patientinformation. CNA:er är ofta anställda på vårdhem, sjukhem och sjukhus, där de fungerar som värdefulla medlemmar i vårdteamet och säkerställer att patienter får den hjälp de behöver för att behålla sin hälsa och värdighet.

Advanced Practice Registered Nurses (APRNs) är högutbildade sjuksköterskor som har avslutat utbildning på forskarnivå och avancerad klinisk utbildning inom ett specialiserat praktikområde. APRN inkluderar sjuksköterskor (NPs), certifierade sjuksköterskor barnmorskor (CNMs), Clinical Nurse Specialists (CNS) och certifierade registrerade anestesiläkare (CRNAs). Dessa avancerade sjuksköterskor har befogenhet att diagnostisera och behandla sjukdomar, ordinera mediciner, beställa diagnostiska tester och tillhandahålla omfattande hälsovårdstjänster till patienter under hela livslängden. De arbetar ofta självständigt eller i samarbete med läkare, beroende på statliga bestämmelser och den specifika omfattningen av praktiken.

Nurse Practitioners (NPs) är avancerade sjuksköterskor som är specialiserade på primärvård, familjepraktik, akutvård, pediatrik, gerontologi, psykiatri eller andra områden inom vården. De utvärderar patienter, diagnostiserar tillstånd, utvecklar behandlingsplaner och utbildar individer och familjer om hälsofrämjande och förebyggande av sjukdomar. NP:er spelar en avgörande roll för att förbättra tillgången till vård, särskilt i underbetjänade samhällen, där de kan fungera som primärvårdsleverantörer eller arbeta i samarbete med läkare för att tillhandahålla omfattande hälsovårdstjänster.

Certified Nurse Midwives (CNMs) är avancerade sjuksköterskor som är specialiserade på kvinnors hälsa, mödravård, förlossning och vård efter förlossningen. De tillhandahåller holistisk, familjecentrerad vård till kvinnor under hela den reproduktiva livscykeln, inklusive mödravård, förlossningsstöd och gynekologiska tjänster. CNMs främjar naturlig förlossning och ger kvinnor möjlighet att fatta välgrundade beslut om sina hälsovårdsalternativ, samtidigt som de tillhandahåller medicinska insatser när det är nödvändigt för att säkerställa säkerheten och välbefinnandet för mor och barn.

Clinical Nurse Specialists (CNS) är avancerade sjuksköterskor som är specialiserade på ett visst område av klinisk praxis, såsom onkologi, intensivvård, diabeteshantering eller psykiatrisk-mental hälsa. De tillhandahåller expert klinisk vägledning och stöd till vårdpersonal, utvecklar evidensbaserade riktlinjer för praktik, bedriver forskning och deltar i kvalitetsförbättringsinitiativ för att förbättra patientresultaten. CNS fungerar som kliniska experter och förändringsagenter inom hälso- och sjukvårdsorganisationer, driver innovation och spetskompetens inom omvårdnad.

Certifierade registrerade anestesiläkare (CRNA) är avancerade sjuksköterskor som är specialiserade på anestesivård. De administrerar anestesi under kirurgiska ingrepp, övervakar patienternas vitala tecken och hanterar smärta före, under och efter operationen. CRNA:er samarbetar med kirurger, anestesiologer och andra medlemmar av det kirurgiska teamet för att säkerställa patientsäkerhet och komfort under den perioperativa perioden. De har specialiserade kunskaper och färdigheter inom farmakologi, fysiologi och anestesileveranstekniker, vilket gör att de kan ge högkvalitativ anestesivård till patienter i alla åldrar och medicinska komplexiteter.

Utöver dessa primära sjuksköterskeroller finns det många specialområden och avancerade sjuksköterskepositioner som sjuksköterskor kan utöva baserat på deras intressen, expertis och karriärmål. Dessa kan omfatta roller som sjuksköterskeutbildare, sjuksköterskechefer, sjuksköterskeforskare, sjuksköterskeinformatiker och sjuksköterskeentreprenörer, som var och en erbjuder unika möjligheter till professionell tillväxt och utveckling inom omvårdnadsområdet.

För att göra en karriär inom omvårdnad måste individer slutföra ett formellt utbildningsprogram och klara ett nationellt licensprov för att få en sjuksköterskelicens. Utbildningskraven varierar beroende på den önskade sjuksköterskerollen, med befattningar på nybörjarnivå som vanligtvis kräver ett diplom, associerad examen eller kandidatexamen i omvårdnad (BSN), medan avancerade praktikroller kan kräva en magister- eller doktorsexamen i omvårdnad. Dessutom måste sjuksköterskor följa etiska standarder för praxis, upprätthålla kompetens genom fortlöpande utbildning och professionell utveckling, och upprätthålla värderingarna inom sjuksköterskeyrket, inklusive medkänsla, integritet och opinionsbildning för patienter och familjer.

Sammanfattningsvis omfattar omvårdnad ett brett spektrum av roller och ansvarsområden, som var och en spelar en viktig roll för att leverera högkvalitativ patientvård och främja hälsa och välbefinnande inom samhällen. Sjuksköterskor har möjlighet att göra en meningsfull skillnad i andras liv, från vårdare vid sängkanten till avancerade läkare, genom att använda sina kunskaper, färdigheter och medkänsla för att förbättra resultaten och förbättra patientupplevelsen. När du ger dig ut på din resa inom omvårdnad, omfamna mångfalden av roller som är tillgängliga för dig, sträva efter möjligheter till tillväxt och utveckling och sträva alltid efter att upprätthålla värderingarna professionalism, integritet och excellens i din praktik.

Grundläggande omvårdnadsfärdigheter

Inom omvårdnaden utgör kunskaper i grundläggande omvårdnadsfärdigheter hörnstenen i kompetent och medkännande patientvård. Dessa grundläggande färdigheter omfattar ett brett spektrum av uppgifter, allt från att bedöma vitala tecken till att hjälpa till med aktiviteter i det dagliga livet. I det här kapitlet kommer vi att fördjupa oss i de grundläggande grundläggande omvårdnadsfärdigheterna som varje sjuksköterska måste behärska för att ge säker och effektiv vård till patienter i olika vårdmiljöer.

Först och främst bland grundläggande omvårdnadsfärdigheter är förmågan att noggrant bedöma och registrera vitala tecken. Vitala tecken, inklusive temperatur, puls, blodtryck och andningsfrekvens, ger viktig information om en patients fysiologiska status och hjälper sjuksköterskor att övervaka tecken på sjukdom eller försämring. Rätt teknik och uppmärksamhet på detaljer är avgörande när man mäter vitala tecken, säkerställer korrekt datainsamling och snabba ingripanden när avvikelser upptäcks.

Temperaturmätning kan utföras med olika metoder, inklusive oral, axillär, tympanisk och temporal artärtermometri. Varje metod har sina fördelar och begränsningar, och sjuksköterskor måste välja den mest lämpliga tekniken baserat på patientens ålder, tillstånd och samarbetsnivå. Oavsett vilken metod som används är det viktigt att följa standardiserade protokoll och dokumentera temperaturmätningar noggrant.

Pulsbedömning innebär att utvärdera frekvensen, rytmen och kvaliteten på hjärtslag. Pulsen kan palperas vid olika arteriella ställen, såsom radial-, brachial-, carotis- och pedalartärerna, beroende på patientens ålder och kliniska tillstånd. Sjuksköterskor bör utvärdera pulsen regelbundet och dokumentera fynd, vara uppmärksam på eventuella oregelbundenheter eller förändringar som kan tyda på kardiovaskulär dysfunktion eller hemodynamisk instabilitet.

Blodtrycksmätning är en annan viktig komponent i grundläggande omvårdnadsfärdigheter. Blodtrycket reflekterar kraften som det cirkulerande blodet utövar mot artärernas väggar och mäts med en blodtrycksmätare och ett stetoskop eller en automatiserad blodtrycksmätare. Sjuksköterskor måste följa korrekt teknik, placera patienten korrekt, välja en lämplig manschettstorlek och noggrant tolka blodtrycksavläsningarna för att säkerställa tillförlitliga resultat.

Andningsfrekvensbedömning innebär att man räknar antalet andetag en patient tar per minut. Andningsfrekvensen kan variera beroende på faktorer som ålder, aktivitetsnivå och underliggande hälsotillstånd, vilket gör det viktigt för sjuksköterskor att övervaka trender över tid och känna igen avvikelser från baslinjen. Onormala andningsfrekvenser kan indikera andnöd, luftvägsobstruktion eller andra lungkomplikationer som kräver omedelbar ingripande.

Utöver bedömning av vitala tecken omfattar grundläggande omvårdnadsfärdigheter olika tekniker för att hjälpa patienter med aktiviteter i det dagliga livet (ADL) och tillhandahålla grundläggande hygien- och komfortåtgärder. Dessa färdigheter inkluderar att hjälpa till med bad, skötsel, toalettbesök, påklädning och matning, samt ompositionering och förflyttning av patienter för att förhindra tryckskador och upprätthålla rörlighet.

Effektiv kommunikation är en annan grundläggande omvårdnadsfärdighet som är avgörande för att bygga relationer med patienter, samla in relevant information och samarbeta med medlemmar i vårdteamet. Sjuksköterskor måste kommunicera tydligt och medkännande och använda både verbala och ickeverbala signaler för att förmedla empati, respekt och förståelse. Aktivt lyssnande, terapeutiska kommunikationstekniker och kulturell känslighet är viktiga aspekter av effektiv kommunikation i omvårdnadspraktiken.

Infektionskontroll är en kritisk komponent i grundläggande omvårdnadsfärdigheter, särskilt i samband med att förebygga vårdrelaterade infektioner (HAI) och minimera spridningen av infektionssjukdomar. Sjuksköterskor måste följa vanliga försiktighetsåtgärder, inklusive handhygien, användning av personlig skyddsutrustning (PPE) och korrekt desinfektionsteknik, för att skydda sig själva och sina patienter från exponering för patogener.

Läkemedelsadministration är en annan grundläggande omvårdnadsfärdighet som kräver uppmärksamhet på detaljer och efterlevnad av etablerade protokoll. Sjuksköterskor måste vara kunniga om de mediciner de administrerar, inklusive indikationer, doser, administreringsvägar, biverkningar och potentiella interaktioner. De måste också verifiera patientens identiteter, bedöma läkemedelsallergier och dokumentera administrering korrekt för att säkerställa patientsäkerhet och överensstämmelse med regulatoriska standarder.

Sårvård är en viktig aspekt av grundläggande omvårdnadsfärdigheter, särskilt i miljöer som akutvård, långtidsvård och hemsjukvård. Sjuksköterskor måste bedöma sår för tecken på infektion, främja läkning genom lämpliga förband och sårvårdstekniker och utbilda patienter och vårdgivare om egenvårdsmetoder för att förhindra komplikationer och underlätta återhämtning.

Slutligen är dokumentation en kritisk komponent i grundläggande omvårdnadsfärdigheter, eftersom den fungerar som ett juridiskt register över den vård som tillhandahålls och underlättar kommunikationen mellan medlemmar i vårdteamet. Sjuksköterskor måste dokumentera bedömningar, interventioner, patientsvar och annan relevant information på ett tydligt, kortfattat och snabbt sätt, i enlighet med institutionella policyer och regulatoriska krav.

Sammanfattningsvis omfattar grundläggande omvårdnadsfärdigheter ett brett utbud av uppgifter och ansvar som är avgörande för att tillhandahålla säker, effektiv och medkännande vård till patienter i olika vårdmiljöer. Att behärska dessa färdigheter kräver en kombination av kunskap, teknisk skicklighet, kliniskt omdöme och interpersonell kommunikationsförmåga. Genom att kontinuerligt finslipa sina färdigheter och hålla sig à jour med bästa praxis och evidensbaserade riktlinjer kan sjuksköterskor uppfylla sina professionella skyldigheter och göra en meningsfull skillnad i livet för dem de tjänar.

Infektionskontroll

Infektionskontroll är en hörnsten i omvårdnadspraktiken och är avgörande för att upprätthålla patientsäkerheten, förebygga vårdrelaterade infektioner (HAI) och främja folkhälsan. I alla vårdmiljöer, oavsett om det är ett sjukhus, en klinik, en långtidsvårdsinrättning eller ett hälsocenter i samhället, spelar sjuksköterskor en viktig roll i att implementera infektionskontrollåtgärder för att minimera överföringen av patogener och säkerställa en säker miljö för patienter, vårdpersonal, och besökare. I det här kapitlet kommer vi att utforska principerna för infektionskontroll, gemensamma strategier för att förebygga infektioner och sjuksköterskors roll för att främja en kultur av säkerhet och hygien.

Först och främst är det avgörande att förstå infektionskedjan, en konceptuell modell som illustrerar de faktorer som är nödvändiga för överföring av smittämnen. Infektionskedjan består av sex länkar: smittämnet, reservoaren, utgångsportalen, överföringssätt, ingångsportalen och mottaglig värd. Genom att störa någon av dessa länkar kan sjuksköterskor förhindra smittspridning och skydda individer från att bli smittade.

Den första länken i infektionskedjan är smittämnet, vilket hänvisar till den patogen som är ansvarig för att orsaka sjukdom. Infektiösa agens kan innefatta bakterier, virus, svampar, parasiter och andra mikroorganismer som kan orsaka infektion hos människor. Sjuksköterskor måste vara kunniga om egenskaperna hos vanliga patogener, inklusive deras överföringssätt, inkubationsperioder och känslighet för antimikrobiella medel, för att effektivt förebygga och kontrollera infektioner.

Den andra länken i infektionskedjan är reservoaren, som hänvisar till källan till smittämnet. Reservoarer kan innefatta människor, djur, miljöytor, medicinsk utrustning och förorenad mat eller vatten. Sjuksköterskor måste vidta åtgärder för att identifiera och eliminera infektionsreservoarer, såsom korrekt handhygien, miljörengöring och desinfektion samt säker hantering och kassering av förorenat material.

Den tredje och fjärde länken i infektionskedjan är utgångsportalen och överföringssättet, som refererar till de vägar genom vilka infektionsämnen lämnar reservoaren respektive överförs till mottagliga värdar. Vanliga överföringsvägar inkluderar direktkontakt, indirekt kontakt, droppöverföring, luftburen överföring och vektorburen överföring. Sjuksköterskor måste implementera lämpliga försiktighetsåtgärder för infektionskontroll, såsom vanliga försiktighetsåtgärder, överföringsbaserade försiktighetsåtgärder och isoleringsprotokoll, för att förhindra spridning av infektion och skydda sårbara individer från exponering för patogener.

Den femte länken i infektionskedjan är ingångsportalen, som hänvisar till vägen genom vilken infektionsämnen kommer in i kroppen hos en mottaglig värd. Ingångsportaler kan inkludera slemhinnor, luftvägarna, mag-tarmkanalen, genitourinary kanalen och hudavbrott. Sjuksköterskor måste främja hygienrutiner som minimerar risken för att patogener kommer in, såsom handhygien, andningshygien och säkra injektionspraxis, för att förhindra att infektioner får fotfäste hos känsliga individer.

Den sista länken i infektionskedjan är den mottagliga värden, vilket avser en individ som riskerar att bli infekterad av ett smittämne. Mottaglighetsfaktorer kan inkludera ålder, underliggande hälsotillstånd, immunsupprimerad status och genetisk predisposition. Sjuksköterskor måste bedöma patienter för riskfaktorer för infektion, utbilda dem om förebyggande åtgärder och ge individuell vård för att minska deras sårbarhet för infektioner.

Förutom att förstå infektionskedjan måste sjuksköterskor följa vanliga försiktighetsåtgärder, en uppsättning infektionskontrollpraxis som utformats för att förhindra överföring av smittämnen i hälsovårdsmiljöer. Standardförsiktighetsåtgärder inkluderar handhygien, användning av personlig skyddsutrustning (PPE) såsom handskar, klänningar, masker och ögonskydd, andningshygien och hostetikett, säker injektionspraxis samt miljörengöring och desinfektion. Genom att följa vanliga försiktighetsåtgärder konsekvent och rigoröst kan sjuksköterskor skydda sig själva, sina patienter och andra från spridning av infektioner.

Handhygien är en av de mest kritiska komponenterna i infektionskontroll och är den enskilt mest effektiva åtgärden för att förhindra överföring av patogener. Sjuksköterskor måste utföra handhygien före och efter patientkontakt, före och efter invasiva ingrepp, efter att handskarna tagits av och efter kontakt med potentiellt smittsamma material. Handhygien kan utföras med tvål och vatten eller alkoholbaserade handgnuggningar, beroende på omständigheterna och förekomsten av synlig kontaminering. Sjuksköterskor måste också främja handhygien bland patienter, besökare och andra vårdpersonal för att minska risken för korskontaminering och infektionsöverföring.

Förutom handhygien är miljörengöring och desinfektion väsentliga för att minska den mikrobiella belastningen och förhindra spridning av patogener i vårdmiljöer. Sjuksköterskor måste se till att patientvårdsytor, utrustning och ytor med hög beröring rengörs och desinficeras regelbundet med lämpliga desinfektionsmedel och rengöringsmedel. Miljörengöring bör utföras enligt etablerade protokoll, med särskild uppmärksamhet på ytor som ofta berörs såsom dörrhandtag, ljusströmbrytare, sängräcken och medicinsk utrustning. Genom att upprätthålla en ren och hygienisk miljö kan sjuksköterskor minimera risken för vårdrelaterade infektioner och främja patientsäkerhet och välbefinnande.

I hälsovårdsmiljöer spelar sjuksköterskor en avgörande roll för att förhindra överföring av infektionssjukdomar genom att införa isoleringsförebyggande åtgärder. Försiktighetsåtgärder för isolering är ytterligare infektionskontrollåtgärder som används för att förhindra överföring av specifika patogener som kan utgöra en risk för patienter, vårdpersonal eller andra inom vårdmiljön. Isoleringsförebyggande åtgärder kan innefatta kontaktförsiktighetsåtgärder, droppförebyggande åtgärder, luftburna försiktighetsåtgärder och särskilda försiktighetsåtgärder för specifika sjukdomar som tuberkulos, mässling och varicella. Sjuksköterskor måste vara kunniga om indikationerna för isoleringsförebyggande åtgärder, lämplig användning av personlig skyddsutrustning och de rätta teknikerna för att implementera isoleringsprotokoll för att effektivt förhindra spridning av infektioner.

Utöver att genomföra smittskyddsåtgärder på individnivå ska sjuksköterskor också främja en kultur av säkerhet och hygien inom sina vårdorganisationer. Detta inkluderar deltagande i infektionskontrollkommittéer, kvalitetsförbättringsinitiativ och personalutbildning och utbildningsprogram för att förbättra leveransen av säker, högkvalitativ patientvård. Sjuksköterskor måste också fungera som förebilder för sina kollegor, visa efterlevnad av infektionskontrollpraxis och förespråka resurser och stöd för att upprätthålla en säker och hälsosam arbetsmiljö.

Sammanfattningsvis är infektionskontroll en grundläggande aspekt av omvårdnad som är avgörande för att upprätthålla patientsäkerheten, förebygga vårdrelaterade infektioner och främja folkhälsan. Sjuksköterskor spelar en central roll när det gäller att implementera infektionskontrollåtgärder, inklusive handhygien, vanliga försiktighetsåtgärder, miljörening och desinfektion, isoleringsförebyggande åtgärder och främjande av en säkerhetskultur inom hälso- och sjukvårdsorganisationer. Genom att följa bästa praxis och evidensbaserade riktlinjer kan sjuksköterskor minimera risken för infektionsöverföring och skapa en säker och stödjande miljö för patienter, vårdpersonal och samhället.

Patientsäkerhet

Patientsäkerhet är en kärnprincip för omvårdnad och sjukvård, som omfattar ett brett utbud av strategier och initiativ som syftar till att förebygga medicinska fel, minimera biverkningar och främja patienters välbefinnande. Att säkerställa patientsäkerhet är ett delat ansvar mellan vårdgivare, inklusive sjuksköterskor, läkare, farmaceuter, närstående vårdpersonal och vårdadministratörer. I det här kapitlet kommer vi att utforska vikten av patientsäkerhet, gemensamma utmaningar och risker, nyckelstrategier för att främja patientsäkerhet och sjuksköterskors roll för att skydda patienters hälsa och välfärd.

Först och främst är det viktigt att inse att patientsäkerhet är av största vikt inom hälso- och sjukvården, eftersom patienter anförtror sina liv och sitt välbefinnande till vårdgivare när de söker sjukvård. Varje patient har rätt att få en säker vård av hög kvalitet som är fri från skada, oavsett ålder, kön, etnicitet, socioekonomisk status eller medicinskt tillstånd. Sjuksköterskor har en skyldighet att prioritera patientsäkerhet i alla aspekter av sin verksamhet, från läkemedelsadministration till kirurgiska ingrepp till utskrivningsplanering och att förespråka policyer och metoder som förbättrar patientsäkerheten och minimerar riskerna.

En av de främsta utmaningarna inom patientsäkerhet är förekomsten av medicinska fel, som är förebyggbara negativa händelser som är ett resultat av vårdgivarens försumlighet, systemfel eller kommunikationsavbrott. Medicinska misstag kan få allvarliga konsekvenser för patienter, inklusive skador, funktionsnedsättning och dödsfall, och kan urholka förtroendet för sjukvården. Vanliga typer av medicinska fel inkluderar medicineringsfel, diagnostiska fel, operationsfel, vårdrelaterade infektioner, fall och kommunikationsfel. Sjuksköterskor måste vara vaksamma när det gäller att identifiera och förebygga medicinska fel, implementera felminskningsstrategier och främja en säkerhetskultur inom sina vårdorganisationer.

Läkemedelssäkerhet är en kritisk komponent i patientsäkerheten, eftersom mediciner vanligtvis ordineras, dispenseras och administreras i vårdmiljöer och kan ha betydande inverkan på patienternas resultat. Medicineringsfel, såsom felaktiga doser, administreringsvägar och läkemedelsinteraktioner, är en ledande orsak till biverkningar som kan förebyggas inom vården. Sjuksköterskor spelar en nyckelroll i läkemedelssäkerhet genom att verifiera medicinbeställningar, administrera mediciner korrekt, utbilda patienter om deras mediciner och övervaka för biverkningar av läkemedel. Sjuksköterskor måste också följa läkemedelssäkerhetsprotokollen, såsom de fem rättigheterna för läkemedelsadministration (rätt patient, rätt medicin, rätt dos, rätt väg och rätt tidpunkt) och användningen av streckkodsskanningsteknik för att verifiera läkemedelsadministration.

En annan kritisk aspekt av patientsäkerhet är infektionskontroll, som syftar till att förebygga vårdrelaterade infektioner (HAI) och minimera spridningen av infektionssjukdomar i vårdmiljöer. HAI är infektioner som patienter får när de får medicinsk vård och som ofta kan förebyggas med lämpliga infektionskontrollåtgärder. Vanliga HAI inkluderar infektioner på operationsställen, centrallinjerelaterade blodomloppsinfektioner, kateterrelaterade urinvägsinfektioner och ventilatorrelaterad lunginflammation. Sjuksköterskor måste implementera infektionskontrollpraxis, såsom handhygien, miljörengöring och desinfektion, vanliga försiktighetsåtgärder, överföringsbaserade försiktighetsåtgärder och isoleringsprotokoll, för att förhindra överföring av patogener och skydda patienter, vårdpersonal och besökare från infektion.

Fallförebyggande är en annan kritisk aspekt av patientsäkerhet, särskilt bland utsatta befolkningsgrupper som äldre vuxna, patienter med rörelsehinder och de som får mediciner som påverkar balans och koordination. Fall är en ledande orsak till skador och sjukhusvistelse bland patienter och kan resultera i allvarliga komplikationer, inklusive frakturer, huvudskador och funktionsnedsättning. Sjuksköterskor måste bedöma patienter för fallriskfaktorer, genomföra fallförebyggande interventioner, såsom sänglarm, halkfria skor och mobilitetshjälpmedel, och utbilda patienter och vårdgivare om fallförebyggande strategier. Sjuksköterskor måste också genomföra regelbundna fallriskbedömningar, dokumentera fallförebyggande interventioner och samarbeta med tvärvetenskapliga teammedlemmar för att ta itu med patientsäkerhetsproblem.

Kommunikation och lagarbete är viktiga komponenter för patientsäkerhet, eftersom effektiv kommunikation mellan vårdgivare, patienter och familjer är avgörande för att förebygga medicinska fel, samordna vården och främja patienternas välbefinnande. Sjuksköterskor måste kommunicera tydligt, exakt och respektfullt med patienter och familjer, ge information om deras vårdplaner, behandlingsalternativ och utskrivningsinstruktioner. Sjuksköterskor måste också samarbeta med tvärvetenskapliga teammedlemmar, såsom läkare, farmaceuter, sjukgymnaster och socialarbetare, för att säkerställa att patienternas behov tillgodoses på ett heltäckande sätt och att vården levereras säkert och effektivt. Effektiva kommunikationsstrategier inkluderar användning av standardiserade överlämningsprotokoll, kommunikationstekniker med sluten slinga och assertiv kommunikationsförmåga för att klargöra beställningar, bekräfta information och uttrycka oro över patientsäkerheten.

Förutom att ta itu med omedelbara problem med patientsäkerheten måste sjuksköterskor också främja en säkerhetskultur inom sina sjukvårdsorganisationer, främja en miljö där vårdgivare känner sig bekväma med att rapportera fel, nästan misstag och säkerhetsproblem utan rädsla för vedergällning. Patientsäkerhetskulturen omfattar organisatoriska värderingar, attityder, övertygelser och beteenden relaterade till säkerhet, och påverkas av faktorer som ledarskapsengagemang, personalens engagemang, öppenhet i kommunikationen och säkerhetsklimat. Sjuksköterskor kan bidra till en positiv säkerhetskultur genom att föregå med gott exempel, delta i säkerhetsinitiativ och kvalitetsförbättringsprojekt och förespråka policyer och rutiner för patientsäkerhet. Genom att arbeta tillsammans för att prioritera patientsäkerhet kan vårdgivare skapa säkrare miljöer för patienter, förbättra vårdkvaliteten och minska risken för oönskade händelser.

Sammanfattningsvis är patientsäkerhet en grundläggande aspekt av omvårdnad och sjukvård, som kräver ett tvärvetenskapligt tillvägagångssätt för att förhindra medicinska misstag, minimera biverkningar och främja patienters välbefinnande. Sjuksköterskor spelar en central roll för att säkerställa patientsäkerhet genom att identifiera och ta itu med potentiella risker, implementera evidensbaserad säkerhetspraxis, förespråka patienträttigheter och främja en säkerhetskultur inom sina vårdorganisationer. Genom att prioritera patientsäkerhet i alla aspekter av vårdleverans kan sjuksköterskor upprätthålla de högsta standarderna för professionalism, integritet och excellens i sin verksamhet och bidra till säkrare och effektivare sjukvårdssystem för alla.

Kommunicera med patienter

Effektiv kommunikation är en hörnsten i omvårdnadspraktiken och spelar en avgörande roll för att bygga terapeutiska relationer, främja patientcentrerad vård och uppnå positiva hälsoresultat. Sjuksköterskor fungerar som länkar mellan patienter och andra medlemmar i vårdteamet, tillhandahåller information, erbjuder stöd och förespråkar patienternas behov och preferenser. I det här kapitlet kommer vi att utforska vikten av att kommunicera med patienter, nyckelprinciper för terapeutisk kommunikation, vanliga utmaningar och barriärer och strategier för att förbättra kommunikationsförmågan i omvårdnadspraktiken.

Kommunikation är mer än bara ordväxling; den omfattar verbala och ickeverbala signaler, aktivt lyssnande, empati och kulturell känslighet. Effektiv kommunikation innebär att förmedla information tydligt, exakt och respektfullt, samtidigt som man lyssnar uppmärksamt på patienternas oro, validerar deras känslor och främjar förtroende och relation. Sjuksköterskor måste skräddarsy sin kommunikationsmetod efter varje patients unika behov, preferenser och kulturella bakgrund, och inse att effektiv kommunikation är avgörande för att främja patientsäkerhet, tillfredsställelse och välbefinnande.

Ett av de primära målen med att kommunicera med patienter är att etablera en terapeutisk relation, ett samarbetspartnerskap mellan sjuksköterskan och patienten baserat på tillit, respekt och ömsesidig förståelse. Terapeutisk kommunikation innebär att skapa en stödjande och icke-dömande miljö där patienterna känner sig bekväma med att uttrycka sina tankar, känslor och bekymmer. Sjuksköterskor måste visa empati, aktiv lyssningsförmåga och genuint intresse för patienternas upplevelser, validera deras känslor och erbjuda trygghet och uppmuntran vid behov. Genom att etablera en terapeutisk relation kan sjuksköterskor främja en känsla av partnerskap och bemyndigande, vilket gör det möjligt för patienter att aktivt delta i sin vård och fatta välgrundade beslut om sin hälsa.

Tydlig och effektiv kommunikation är avgörande för att säkerställa att patienter har en grundlig förståelse för sitt hälsotillstånd, behandlingsalternativ och vårdplaner. Sjuksköterskor måste använda klarspråk och undvika medicinsk jargong när de kommunicerar med patienter, bryta ner komplexa begrepp till lättsmält information som patienter kan förstå. Sjuksköterskor bör ge information på ett systematiskt och organiserat sätt, med hjälp av visuella hjälpmedel, skriftligt material och andra resurser för att öka förståelsen och förstärka nyckelpunkter. Patienter bör uppmuntras att ställa frågor, söka förtydliganden och aktivt delta i diskussioner om sin vård, vilket ger dem möjlighet att fatta välgrundade beslut och ta ansvar för sin hälsa.

Förutom att tillhandahålla information måste sjuksköterskor också engagera sig i aktivt lyssnande, en grundläggande aspekt av terapeutisk kommunikation som involverar att fullt ut uppmärksamma och förstå patienters verbala och ickeverbala signaler. Aktivt lyssnande kräver att sjuksköterskor är närvarande i nuet, fokuserar på patientens perspektiv och avbryter omdöme eller förutfattade meningar. Sjuksköterskor bör använda öppna frågor, reflekterande uttalanden och parafraseringstekniker för att uppmuntra patienter att dela sina tankar och känslor, utforska underliggande oro och klargöra missförstånd. Genom att aktivt lyssna på patienterna kan sjuksköterskor visa empati, validera sina erfarenheter och etablera en förtroendefull och stödjande relation som förstärker den terapeutiska alliansen.

Kulturell kompetens är en annan viktig aspekt av att kommunicera med patienter, särskilt i dagens mångsidiga och mångkulturella vårdmiljö. Sjuksköterskor måste erkänna och respektera kulturella övertygelser, värderingar och praxis hos patienter från olika bakgrunder, anpassa sin kommunikationsstil och förhållningssätt för att möta varje individs unika behov. Kulturell kompetens innebär att vara lyhörd för kulturella normer, preferenser och kommunikationsstilar, samt att ta itu med potentiella språkbarriärer och säkerställa tillgång till tolktjänster vid behov. Sjuksköterskor bör försöka bygga upp förtroende och relationer med patienter från olika kulturell bakgrund, erkänna deras perspektiv och införliva kulturella överväganden i tillhandahållandet av vården.

Medan effektiv kommunikation är avgörande för att främja positiva patientresultat, kan sjuksköterskor stöta på olika utmaningar och barriärer som kan försvåra kommunikationen och hindra den terapeutiska relationen. Vanliga utmaningar inkluderar tidsbrist, språkbarriärer, begränsningar i hälsokunskaper, kognitiva störningar, känslomässigt lidande och kulturella skillnader. Sjuksköterskor måste vara proaktiva när det gäller att hantera dessa utmaningar, anpassa sina kommunikationsstrategier och använda kreativa lösningar för att säkerställa att patienter får den information och det stöd de behöver. Det kan handla om att använda alternativa kommunikationsmetoder, såsom visuella hjälpmedel, skriftligt material eller tolktjänster, och att samarbeta med tvärvetenskapliga teammedlemmar för att ta itu med patientbehov på ett heltäckande sätt.

Sammanfattningsvis är kommunikation med patienter en grundläggande aspekt av omvårdnad som är avgörande för att bygga terapeutiska relationer, främja patientcentrerad vård och uppnå positiva hälsoresultat. Effektiv kommunikation innebär att förmedla information tydligt, lyssna aktivt, visa empati och vara kulturellt känslig för patienternas behov och preferenser. Genom att prioritera kommunikationsförmåga och främja ett samarbetspartnerskap med patienter kan sjuksköterskor förbättra vårdens kvalitet, förbättra patientnöjdheten och bidra till positiva upplevelser för patienter och deras familjer.

Kommunicera med familjer

Inom omvårdnadsområdet sträcker sig effektiv kommunikation bortom interaktioner med patienter för att omfatta engagemang med deras familjer och nära och kära. Familjer är integrerade medlemmar av vårdteamet, erbjuder stöd, ger värdefulla insikter om patienternas preferenser och behov och samarbetar med vårdgivare för att säkerställa leverans av högkvalitativ vård. Att kommunicera med familjer kräver lyhördhet, empati och kulturell kompetens, eftersom sjuksköterskor navigerar i komplexa känslor, tar itu med oro och underlättar gemensamt beslutsfattande. I det här kapitlet kommer vi att utforska vikten av att kommunicera med familjer, nyckelprinciper för familjecentrerad vård, vanliga utmaningar och barriärer och strategier för att förbättra kommunikationsförmågan i omvårdnadspraktiken.

Familjecentrerad vård är en filosofi som inser vikten av att involvera familjer i vården av patienter, särskilt de som är sårbara eller oförmögna att tala för sig själva. Familjecentrerad vård betonar samarbete, respekt och partnerskap mellan vårdgivare och familjer, med det gemensamma målet att främja patienters hälsa och välbefinnande. Sjuksköterskor spelar en central roll i att underlätta kommunikation och samarbete med familjer och fungerar som förespråkare, utbildare och stödsystem för både patienter och deras nära och kära.

Ett av de primära målen med att kommunicera med familjer är att skapa en förtroendefull och stödjande relation som främjar öppen dialog och ömsesidig respekt. Sjuksköterskor måste skapa en välkomnande och inkluderande miljö där familjer känner sig värderade, respekterade och bemyndigade att delta i vården av sina nära och kära. Detta innebär att aktivt lyssna på familjers oro, validera deras erfarenheter och erkänna deras expertis som partners i vårdprocessen. Genom att bygga relationer med familjer kan sjuksköterskor underlätta meningsfull kommunikation, ta itu med potentiella konflikter eller missförstånd och främja en gemensam förståelse för patienternas behov och preferenser.

Tydlig och effektiv kommunikation är avgörande för att säkerställa att familjer har den information och det stöd de behöver för att fatta välgrundade beslut om sina nära och käras vård. Sjuksköterskor måste förse familjer med korrekt, aktuell och förståelig information om patienternas diagnoser, behandlingsplaner, prognos och instruktioner om utskrivning. Det kan handla om att förklara medicinsk terminologi i klartext, svara på frågor, ta itu med problem och tillhandahålla resurser eller remisser för ytterligare stöd. Sjuksköterskor bör också involvera familjer i vårdplaneringsdiskussioner, be om deras input och preferenser och samarbeta med dem för att utveckla individualiserade vårdplaner som är i linje med patienternas värderingar och mål.

Förutom att tillhandahålla information måste sjuksköterskor också engagera sig i aktivt lyssnande och empatisk kommunikation för att validera familjers känslor och upplevelser. Familjer kan uppleva en rad känslor, inklusive rädsla, ångest, sorg och frustration, när de navigerar i sjukvårdens komplexitet och stöttar sina nära och kära genom sjukdom eller skada. Sjuksköterskor måste visa empati, medkänsla och lyhördhet för familjers känslomässiga behov, erbjuda trygghet, uppmuntran och stöd när de hanterar utmanande omständigheter. Genom att aktivt lyssna på familjer kan sjuksköterskor skapa förtroende, bygga relationer och främja en terapeutisk relation som förbättrar samarbetet och underlättar positiva resultat för patienter och deras familjer.

Kulturell kompetens är en annan viktig aspekt av att kommunicera med familjer, särskilt i dagens mångfaldiga och mångkulturella samhälle. Sjuksköterskor måste erkänna och respektera kulturella övertygelser, värderingar och praxis hos familjer från olika bakgrunder, anpassa sin kommunikationsstil och förhållningssätt för att möta varje individs unika behov. Kulturell kompetens innebär att vara lyhörd för kulturella normer, preferenser och kommunikationsstilar, samt att ta itu med potentiella språkbarriärer och säkerställa tillgång till tolktjänster vid behov. Sjuksköterskor bör försöka bygga upp förtroende och relationer med familjer med olika kulturell bakgrund, erkänna deras perspektiv och införliva kulturella överväganden i tillhandahållandet av vård.

Medan effektiv kommunikation med familjer är avgörande för att främja positiva patientresultat, kan sjuksköterskor stöta på olika utmaningar och barriärer som kan försvåra kommunikationen och hindra den terapeutiska relationen. Vanliga utmaningar inkluderar motstridiga prioriteringar, språkbarriärer, begränsningar i hälsokunskaper, kulturella skillnader och känslomässigt lidande. Sjuksköterskor måste vara proaktiva när det gäller att hantera dessa utmaningar, anpassa sina kommunikationsstrategier och använda kreativa lösningar för att säkerställa att familjer får den information och det stöd de behöver. Det kan handla om att använda alternativa kommunikationsmetoder, såsom visuella hjälpmedel, skriftligt material eller tolktjänster, och att samarbeta med tvärvetenskapliga teammedlemmar för att ta itu med familjens behov på ett heltäckande sätt.

Sammanfattningsvis är kommunikation med familjer en grundläggande aspekt av omvårdnadspraktiken som är avgörande för att bygga samarbetspartnerskap, främja familjecentrerad vård och uppnå positiva resultat för patienter och deras nära och kära. Effektiv kommunikation innebär att skapa förtroende, tillhandahålla korrekt och begriplig information, visa empati och kulturell kompetens och att aktivt involvera familjer i vården av sina nära och kära. Genom att prioritera kommunikationsförmåga och främja meningsfulla relationer med familjer kan sjuksköterskor förbättra kvaliteten på vården, förbättra familjens tillfredsställelse och bidra till positiva upplevelser för patienter och deras familjer.

Teamkommunikation

Effektiv kommunikation inom vårdteam är avgörande för att säkerställa leverans av säker, högkvalitativ vård, främja tvärvetenskapligt samarbete och uppnå positiva patientresultat. Vårdteam består av olika yrkesverksamma med unik expertis och perspektiv, inklusive sjuksköterskor, läkare, farmaceuter, terapeuter, socialarbetare och andra allierade vårdpersonal. Tydlig, snabb och respektfull kommunikation mellan teammedlemmar är avgörande för att samordna vården, dela information, fatta beslut och ta itu med patientbehov. I det här kapitlet kommer vi att utforska betydelsen av teamkommunikation, nyckelprinciper för effektiv kommunikation, gemensamma utmaningar och barriärer och strategier för att förbättra kommunikationsförmågan inom vårdteam.

Framgången med att tillhandahålla sjukvård beror till stor del på förmågan hos tvärvetenskapliga team att samarbeta effektivt för att möta patienternas behov. Teamkommunikation involverar utbyte av information, idéer och feedback mellan teammedlemmar, med målet att uppnå gemensamma mål och ge optimal patientvård. Effektiv teamkommunikation kräver aktivt lyssnande, tydliga uttryck, ömsesidig respekt och en vilja att samarbeta och kompromissa för patientens bästa.

Ett av de primära målen för teamkommunikation är att säkerställa att alla medlemmar i vårdteamet är informerade och uppdaterade om patienternas tillstånd, behandlingsplaner och vårdbehov. Detta innebär att dela relevant information, såsom patientbedömningar, testresultat, läkemedelsbeställningar och vårdplaner, i rätt tid och korrekt. Sjuksköterskor spelar en avgörande roll för att underlätta kommunikationen mellan teammedlemmar, fungera som länkar mellan patienter, familjer och andra vårdgivare, och se till att information kommuniceras effektivt och heltäckande.

Effektiv teamkommunikation innebär också aktivt deltagande och engagemang från alla teammedlemmar, oavsett roll eller erfarenhetsnivå. Teammedlemmar måste uppmuntras att dela sina perspektiv, ställa frågor, uttrycka oro och bidra till beslutsprocesser på ett samarbetande och respektfullt sätt. Sjuksköterskor kan främja aktivt deltagande inom vårdteam genom att främja en kultur av öppenhet, tillit och psykologisk säkerhet, där alla medlemmar känner sig värderade, stöttade och bemyndigade att bidra med sin expertis och insikter.

Tydlig och koncis kommunikation är avgörande för att säkerställa att meddelanden förstås och ageras effektivt av teammedlemmarna. Sjuksköterskor måste använda ett språk som är lämpligt för publiken, undvika medicinsk jargong och komplex terminologi som kan vara förvirrande eller otillgänglig för andra. Kommunikationen bör skräddarsys efter individuella teammedlemmars behov och preferenser, med hänsyn till faktorer som språkkunskaper, kulturell bakgrund och professionell expertis. Sjuksköterskor bör också använda en mängd olika kommunikationsmetoder, såsom möten ansikte mot ansikte, skriftlig dokumentation, elektroniska kommunikationsplattformar och telefonsamtal, för att förmedla information effektivt och korrekt.

Förutom att dela information, innebär effektiv teamkommunikation aktivt lyssnande, empati och respekt för olika perspektiv. Sjuksköterskor måste lyssna uppmärksamt på input från andra teammedlemmar, försöka förstå deras synpunkter och bekymmer och svara eftertänksamt och respektfullt. Aktiva lyssningstekniker, som att parafrasera, sammanfatta och ställa klargörande frågor, kan hjälpa till att säkerställa att meddelanden tolkas och förstås korrekt av alla teammedlemmar. Sjuksköterskor bör också visa empati och medkänsla mot kollegor, erkänna de utmaningar och pressar de kan möta i sina roller och erbjuda stöd och uppmuntran vid behov.

Kulturell kompetens är en annan viktig aspekt av teamkommunikation, särskilt i dagens mångsidiga och mångkulturella hälsovårdsmiljö. Sjuksköterskor måste erkänna och respektera sina kollegors kulturella övertygelser, värderingar och kommunikationsstilar från olika bakgrunder, anpassa sin kommunikationsmetod för att främja inkludering och förståelse. Kulturell kompetens innebär att vara lyhörd för kulturella normer, preferenser och perspektiv, samt att ta itu med potentiella språkbarriärer och säkerställa tillgång till tolktjänster vid behov. Sjuksköterskor bör sträva efter att skapa en kulturellt lyhörd miljö inom vårdteam, där alla medlemmar känner sig värderade, respekterade och bemyndigade att bidra med sina unika insikter och expertis.

Medan effektiv teamkommunikation är avgörande för att främja samarbete och uppnå positiva patientresultat, kan vårdteam stöta på olika utmaningar och barriärer som kan hindra kommunikation och hindra teamarbete. Vanliga utmaningar inkluderar hierarkiska strukturer, maktskillnader, motstridiga prioriteringar, tidsbegränsningar och begränsade resurser. Sjuksköterskor måste vara proaktiva när det gäller att ta itu med dessa utmaningar, förespråka strategier och initiativ som främjar öppen kommunikation, ömsesidig respekt och delat beslutsfattande inom vårdteam. Detta kan innebära att implementera tvärvetenskapliga omgångar, team-huddles eller strukturerade kommunikationsverktyg, såsom SBAR (Situation, Background, Assessment, Recommendation), för att förbättra kommunikationsprocesser och förbättra teamets prestation.

Sammanfattningsvis är teamkommunikation en grundläggande aspekt av sjukvård som är avgörande för att främja samarbete, säkerställa patientsäkerhet och uppnå positiva resultat för patienter och deras familjer. Effektiv teamkommunikation innebär att dela information, främja aktivt deltagande, lyssna uppmärksamt, visa empati och respekt och främja kulturell kompetens inom vårdteam. Sjuksköterskor spelar en central roll för att underlätta kommunikationen mellan teammedlemmar och fungerar som förespråkare, utbildare och ledare för att främja en kultur av effektiv kommunikation och lagarbete. Genom att prioritera kommunikationsförmåga och främja en samarbetsmiljö inom vårdteam kan sjuksköterskor bidra till förbättrad patientvård, förbättrat teamarbete och större arbetstillfredsställelse bland teammedlemmarna.

Professionellt utseende och beteende

Professionalism är en grundläggande aspekt av sjuksköterskepraktiken, och omfattar inte bara kliniska färdigheter och kunskaper utan också utseende och beteende. En sjuksköterskas professionella utseende och beteende förmedlar kompetens, trovärdighet och respekt för patienter, kollegor och yrket som helhet. I det här kapitlet kommer vi att utforska vikten av att upprätthålla ett professionellt utseende och ett professionellt beteende i omvårdnadspraktiken och diskutera viktiga överväganden för sjuksköterskor att presentera sig själva på ett sätt som speglar professionalism och förbättrar patientvården.

En sjuksköterskas utseende är ofta det första intrycket som patienter och kollegor har av dem, och det kan avsevärt påverka uppfattningen om kompetens, pålitlighet och tillförlitlighet. Att upprätthålla ett professionellt utseende innebär att följa klädkoder, skötselstandarder och personliga hygienrutiner som återspeglar sjuksköterskeyrkets värderingar och förväntningar. Sjuksköterskor bör klä sig i rena, snygga och lämpliga kläder som bidrar till att ge säker och effektiv patientvård, följa institutionella riktlinjer och professionella standarder för klädsel och utseende.

Uniformer är ett vanligt inslag i omvårdnadskläder och fungerar som en symbol för professionalism och auktoritet. Sjuksköterskor bör bära rena och välsittande uniformer som är lämpliga för deras roll och miljö, för att säkerställa att de projicerar en polerad och professionell bild till patienter och kollegor. Uniformer bör vara fria från rynkor, fläckar och överdriven utsmyckning, med märken eller namnskyltar väl synligt för att identifiera sjuksköterskan med namn och meriter. Sjuksköterskor bör också hålla sig till normer för blygsamhet och professionalism i sina val av underkläder och accessoarer och undvika kläder som är alltför avslöjande, distraherande eller stötande.

Personlig hygien är en annan viktig aspekt av professionellt utseende som återspeglar en sjuksköterskas engagemang för patientvård och säkerhet. Sjuksköterskor bör upprätthålla goda personliga hygienrutiner, inklusive regelbunden badning, skötsel och munvård, för att ge patienter och kollegor ett rent och professionellt utseende. Detta inkluderar att hålla håret rent, snyggt stylat och borta från ansiktet, samt att bibehålla klippta naglar och utöva korrekt handhygien. Parfymer, cologne och andra doftande produkter bör användas sparsamt eller undvikas helt för att förhindra allergiska reaktioner eller känslighet hos patienter och kollegor.

Förutom att upprätthålla ett professionellt utseende måste sjuksköterskor också visa professionalism i sitt beteende och interaktion med andra. Professionellt beteende omfattar en rad egenskaper och attribut, inklusive integritet, ansvarighet, tillförlitlighet och etiskt uppförande. Sjuksköterskor bör uppträda på ett sätt som upprätthåller värderingarna och normerna för sjuksköterskeyrket, och alltid behandla patienter, kollegor och andra med värdighet, respekt och medkänsla.

Kommunikationsförmåga är en kritisk komponent i professionellt beteende, eftersom effektiv kommunikation är avgörande för att bygga relationer med patienter, samarbeta med kollegor och främja positiva resultat i sjukvården. Sjuksköterskor bör kommunicera tydligt, artigt och respektfullt med patienter och kollegor, med ett språk som är lämpligt för publiken och sammanhanget. Detta inkluderar att aktivt lyssna på patienternas oro, ta itu med frågor och bekymmer i tid och att förespråka patienternas behov och preferenser.

Professionellt beteende innebär också att visa kulturell kompetens och lyhördhet för patienters och kollegors olika behov och bakgrund. Sjuksköterskor bör sträva efter att förstå och respektera kulturella övertygelser, värderingar och praxis hos individer med olika kulturell, etnisk och socioekonomisk bakgrund, och anpassa sin kommunikationsstil och förhållningssätt för att möta varje individs unika behov. Detta inkluderar att vara uppmärksam på kulturella normer angående personligt utrymme, beröring, ögonkontakt och andra icke-verbala signaler som kan variera mellan kulturer.

Etiskt uppförande är en annan viktig aspekt av professionellt beteende i omvårdnadspraktiken, eftersom sjuksköterskor anförtros sina patienters välbefinnande och säkerhet. Sjuksköterskor måste följa etiska principer och professionella standarder för praxis, inklusive att upprätthålla patientens konfidentialitet, respektera autonomi och informerat samtycke, och förespråka patienters rättigheter och intressen. Sjuksköterskor bör också visa ärlighet, integritet och transparens i sin interaktion med patienter, kollegor och andra, erkänna fel eller misstag och vidta lämpliga åtgärder för att åtgärda dem.

Sammanfattningsvis är det viktigt att upprätthålla ett professionellt utseende och beteende för att sjuksköterskor ska kunna tillhandahålla säker, effektiv och medkännande vård till patienter. En sjuksköterskas utseende förmedlar professionalism, kompetens och respekt för patienter och kollegor, medan professionellt beteende återspeglar integritet, ansvarighet och etiskt uppförande. Genom att upprätthålla standarder för klädsel, skötsel, personlig hygien och beteende som är i linje med värderingarna och förväntningarna hos sjuksköterskeyrket, kan sjuksköterskor öka sin professionella trovärdighet, bygga upp förtroende och relation med patienter och kollegor och bidra till positiva resultat i sjukvården.

Tidshantering och organisation

Tidshantering och organisation är nödvändiga färdigheter för sjuksköterskor att bemästra för att ge effektiv och effektiv patientvård, prioritera uppgifter och upprätthålla en hälsosam balans mellan arbete och privatliv. I sjukvårdens snabba och krävande miljö måste sjuksköterskor kunna hantera sin tid effektivt, fördela resurser effektivt och anpassa sig till ändrade prioriteringar för att möta behoven hos sina patienter och tvärvetenskapliga teammedlemmar. I det här kapitlet kommer vi att utforska strategier för att förbättra tidshantering och organisationsförmåga i sjuksköterskepraktiken, inklusive att sätta prioriteringar, skapa scheman, delegera uppgifter och hantera avbrott.

Att prioritera är ett viktigt första steg i effektiv tidshantering och organisation för sjuksköterskor. Prioritering innebär att identifiera de viktigaste och mest akuta uppgifterna som behöver slutföras och fördela tid och resurser därefter. Sjuksköterskor bör använda kritiskt tänkande och kliniskt omdöme för att prioritera patientvårdsaktiviteter baserat på patienternas tillstånd, komplexiteten i deras vårdbehov och potentialen för negativa resultat. Det kan handla om att triagera patienter, bedöma deras behov och bestämma i vilken ordning uppgifterna ska utföras för att säkerställa patientsäkerhet och välbefinnande.

Att skapa scheman och rutiner kan hjälpa sjuksköterskor att hålla sig organiserade och fokuserade under sina skift. Sjuksköterskor bör utveckla dagliga eller skiftspecifika scheman som beskriver nyckeluppgifter, ansvar och deadlines, vilket möjliggör flexibilitet och anpassning efter behov. Det kan handla om att använda verktyg som planerare, kalendrar eller elektronisk schemaläggningsprogramvara för att hantera möten, möten och kliniska uppgifter. Sjuksköterskor bör också avsätta tid för raster, måltider och egenvårdsaktiviteter för att förhindra utbrändhet och upprätthålla fysiskt och känslomässigt välbefinnande.

Att delegera uppgifter är en annan viktig aspekt av tidshantering och organisation för sjuksköterskor, särskilt i miljöer med höga patientvolymer eller komplexa vårdbehov. Delegering innebär att tilldela uppgifter till lämpliga teammedlemmar baserat på deras färdigheter, utbildning och kompetens, samtidigt som ansvaret för vårdens resultat bibehålls. Sjuksköterskor bör kommunicera tydligt och respektfullt med kollegor när de delegerar uppgifter, tillhandahålla tydliga instruktioner, förväntningar och tidslinjer för att säkerställa att uppgifter utförs säkert och effektivt. Delegerade uppgifter kan inkludera rutinmässiga patientvårdsaktiviteter, såsom övervakning av vitala tecken, läkemedelsadministrering eller hygienhjälp, såväl som icke-kliniska uppgifter, såsom lagerhållning eller dokumentation av patientdata.

Att hantera avbrott är en vanlig utmaning för sjuksköterskor och kan störa arbetsflödet, öka stressen och äventyra patientsäkerheten. Sjuksköterskor måste utveckla strategier för att minimera och hantera avbrott för att behålla fokus och koncentration på viktiga uppgifter. Det kan innebära att sätta gränser för kollegor, patienter och besökare, som att ange specifika tider för avbrott eller omdirigera icke-brådskande förfrågningar till lämpliga kanaler. Sjuksköterskor bör också öva på assertiva kommunikationstekniker, som att använda "time-outs" eller "stängda dörrar"-policyer, för att ta itu med avbrott proaktivt och självsäkert samtidigt som de säkerställer att patientens behov tillgodoses.

Att använda teknik och automation kan effektivisera arbetsflödet och förbättra effektiviteten i vårdverksamheten. Sjuksköterskor bör bekanta sig med elektroniska journalsystem (EPJ), kommunikationsplattformar och andra tekniska verktyg som används i deras vårdmiljöer för att dokumentera patientvård, kommunicera med kollegor och få tillgång till information snabbt och korrekt. Automatiseringsverktyg, såsom läkemedelsdispenseringssystem, streckkodsskanning och elektroniska påminnelser, kan hjälpa sjuksköterskor att minska fel, spara tid och prioritera uppgifter effektivt. Sjuksköterskor bör hålla sig informerade om framsteg inom hälso- och sjukvårdsteknik och delta i utbildnings- och utbildningsprogram för att förbättra sina färdigheter med digitala verktyg och system.

Att upprätthålla en rörig och organiserad arbetsmiljö kan bidra till förbättrad tidshantering och organisation för sjuksköterskor. Sjuksköterskor bör hålla arbetsutrymmen rena, snygga och välorganiserade, med nödvändiga förnödenheter, utrustning och resurser lättillgängliga och lätta att identifiera. Det kan handla om att implementera förvaringssystem, märka hyllor och lådor och regelbundet sanera arbetsområden för att förhindra distraktioner och underlätta ett effektivt arbetsflöde. Sjuksköterskor bör också utveckla system för att hantera pappersarbete, dokumentation och andra administrativa uppgifter, som att använda arkivsystem, elektroniska mallar eller checklistor för att hålla sig organiserade och på rätt spår.

Slutligen är egenvård avgörande för att sjuksköterskor ska kunna upprätthålla motståndskraft, förhindra utbrändhet och upprätthålla sitt välbefinnande på lång sikt. Sjuksköterskor bör prioritera egenvårdsaktiviteter, såsom träning, avslappningstekniker, hobbyer och sociala kontakter, för att ladda och föryngra utanför arbetstid. Detta kan innebära att sätta gränser mellan arbete och privatliv, utöva mindfulness eller meditation, söka stöd från kamrater eller mentorer och få tillgång till resurser för mental hälsa och välbefinnande. Genom att investera i egenvård kan sjuksköterskor förbättra sin förmåga att hantera tid och stress på ett effektivt sätt, upprätthålla produktivitet och arbetstillfredsställelse och ge högkvalitativ vård till sina patienter.

Sammanfattningsvis är tidshantering och organisation väsentliga färdigheter för sjuksköterskor för att optimera arbetsflödet, prioritera uppgifter och upprätthålla effektivitet och effektivitet i leveransen av patientvård. Genom att sätta prioriteringar, skapa scheman, delegera uppgifter, hantera avbrott, använda teknik, upprätthålla en organiserad arbetsmiljö och utöva egenvård, kan sjuksköterskor förbättra sin förmåga att hantera tid och resurser effektivt, minimera stress och utbrändhet och ge trygga, medkännande och högkvalitativ vård till sina patienter.

Etik i omvårdnad

Etik är de moraliska principer som styr individers och professionella beteende och beslutsfattande i deras interaktion med andra. Inom omvårdnad är etiska överväganden av största vikt, eftersom sjuksköterskor har anförtrotts vård och välbefinnande för patienter och är bundna av etiska koder och normer för praxis. Etiska dilemman är vanliga i omvårdnadspraktiken och kan uppstå i situationer där det finns motstridiga värderingar, intressen eller skyldigheter. I det här kapitlet kommer vi att utforska betydelsen av etik i omvårdnad, centrala etiska principer, vanliga etiska dilemman och strategier för etiskt beslutsfattande i omvårdnadspraktiken.

Etik spelar en central roll i omvårdnadspraktiken och vägleder sjuksköterskor i deras interaktion med patienter, familjer, kollegor och samhällen. Sjuksköterskor förväntas upprätthålla etiska principer som respekt för självständighet, välgörenhet, icke-ondska, rättvisa, sanningsenlighet och trohet i alla aspekter av sin praktik. Respekt för autonomi innebär att hedra patienters rätt att fatta välgrundade beslut om sin vård och behandling, inklusive deras rätt att vägra behandling eller delta i beslut om sin vård. Med välmående avses skyldigheten att agera för patienters bästa, främja deras välbefinnande och förespråka deras behov. Icke-maleficence innebär skyldighet att inte skada patienter, undvika handlingar som kan orsaka skada eller förvärra deras tillstånd. Rättvisa kräver rättvis och rättvis fördelning av sjukvårdsresurser och tillgång till vård, vilket säkerställer att alla patienter får den vård de behöver oavsett bakgrund eller omständigheter. Sannhet innebär att vara ärlig och sanningsenlig i all kommunikation med patienter, kollegor och andra, att respektera deras rätt till korrekt information. Trohet hänvisar till skyldigheten att upprätthålla professionella åtaganden och skyldigheter, inklusive att upprätthålla konfidentialitet, respektera professionella gränser och agera med integritet och ärlighet i all interaktion.

Etiska dilemman är vanliga i omvårdnadspraktiken och kan uppstå i situationer där det finns motstridiga värderingar, intressen eller skyldigheter. Vanliga etiska dilemman inom omvårdnad inkluderar frågor som rör informerat samtycke, vård i livets slutskede, sekretess, intressekonflikter, resursallokering och yrkesgränser. Sjuksköterskor måste navigera i dessa dilemman med lyhördhet, empati och professionalism, och balansera patienternas behov och preferenser med etiska principer och juridiska skyldigheter. Etiskt beslutsfattande inom omvårdnad innebär en systematisk process för att identifiera etiska frågor, samla in relevant information, överväga alternativa handlingssätt, utvärdera de potentiella konsekvenserna och fatta ett beslut som är etiskt sunt och moraliskt försvarbart. Sjuksköterskor bör söka vägledning från etiska koder, standarder för praxis, institutionella policyer och tvärvetenskapliga teammedlemmar när de ställs inför etiska dilemman, samråder med kollegor, etiker eller andra experter vid behov för att säkerställa att beslut är informerade, genomtänkta och anpassade till etiska principer. .

Utöver individuellt etiskt beslutsfattande har sjuksköterskor också ett ansvar att förespråka etiska metoder och policyer inom sina vårdorganisationer och samhällen. Sjuksköterskor kan bidra till etiskt ledarskap och organisationskultur genom att främja transparens, ansvarighet och integritet i alla aspekter av sjukvård. Detta kan innebära deltagande i etiska kommittéer, kvalitetsförbättringsinitiativ eller policyutvecklingsprocesser för att ta itu med etiska problem och främja etiska normer för praxis. Sjuksköterskor bör också engagera sig i fortlöpande utbildning och professionella utvecklingsaktiviteter för att öka sin förståelse för etiska frågor och principer, hålla sig informerad om framsteg inom hälso- och sjukvårdsetik och bidra till etisk diskurs inom sjuksköterskeprofessionen.

Etik inom omvårdnad sträcker sig bortom individuella handlingar för att omfatta de bredare sociala, kulturella och politiska sammanhang där sjukvården tillhandahålls. Sjuksköterskor har ett ansvar att förespråka social rättvisa, jämlikhet och mänskliga rättigheter, ta itu med systemiska hinder för hälsa och främja tillgång till kvalitetsvård för alla individer och samhällen. Detta kan handla om att förespråka hälso- och sjukvårdspolicyer som tar itu med sociala bestämningsfaktorer för hälsa, såsom fattigdom, diskriminering och orättvisa, och utmanande praxis eller policyer som vidmakthåller skillnader eller orättvisor i sjukvården. Sjuksköterskor bör engagera sig i påverkansarbete som främjar etiska principer och värderingar, samarbeta med tvärvetenskapliga teammedlemmar, samhällsorganisationer, beslutsfattare och andra intressenter för att åstadkomma positiv förändring och främja hälsa och välbefinnande för individer och befolkningar.

Sammanfattningsvis är etiken grundläggande för omvårdnadspraktiken och vägleder sjuksköterskor i deras interaktion med patienter, kollegor och samhällen. Etiska principer som respekt för autonomi, välgörenhet, icke-ondska, rättvisa, sanningsenlighet och trohet informerar sjuksköterskors beslut och handlingar i alla aspekter av deras praktik. Etiska dilemman är vanliga inom omvårdnad och kräver noggrant övervägande, reflektion och samråd med kollegor och experter för att säkerställa att besluten är etiskt sunda och moraliskt försvarbara. Sjuksköterskor har ett ansvar att förespråka etiska metoder och policyer inom sina organisationer och samhällen, att främja transparens, ansvarsskyldighet och social rättvisa i sjukvården. Genom att upprätthålla etiska principer och värderingar kan sjuksköterskor uppfylla sina professionella skyldigheter, upprätthålla förtroendet och förtroendet hos patienter och kollegor samt bidra till positiva resultat i patientvård och hälsoresultat.

Bedside sätt

Sängläge hänvisar till hur vårdpersonal interagerar med patienter under kliniska möten, särskilt på sjukhuset eller i den kliniska miljön. Den omfattar verbal och icke-verbal kommunikation, empati, medkänsla och interpersonella färdigheter, som alla bidrar till patientens övergripande upplevelse och tillfredsställelse med vården. Ett positivt sätt vid sängen är avgörande för att bygga förtroende, lindra ångest och främja helande relationer mellan patienter och vårdgivare. I det här kapitlet kommer vi att undersöka vikten av sätt att vara vid sängkanten i omvårdnadspraktiken, nyckelelementen i ett effektivt sätt vid sängkanten och strategier för att förbättra färdigheter vid sängkant.

En sjuksköterskas sätt att ligga vid sängen spelar en avgörande roll för att forma patientens uppfattning om vården och deras övergripande upplevelse i vårdmiljön. Patienter minns ofta hur de behandlades av vårdgivare lika mycket som de medicinska insatser de fick. Ett medkännande och empatiskt sätt vid sängen kan ha en djupgående inverkan på patienttillfredsställelse, förtroende och efterlevnad av behandlingsplaner. Omvänt kan brist på empati eller dålig kommunikation leda till känslor av frustration, rädsla och missnöje bland patienter, vilket undergräver den terapeutiska relationen och hindrar tillfrisknandet.

Ett effektivt sätt vid sängkanten kännetecknas av värme, empati och respekt för patienternas värdighet och autonomi. Sjuksköterskor bör närma sig varje patient som möter med en genuin önskan att förstå och ta itu med deras bekymmer, rädslor och preferenser. Detta innebär att aktivt lyssna på patienternas perspektiv, erkänna deras känslor och validera deras erfarenheter, även när de står inför utmanande situationer eller levererar svåra nyheter. Sjuksköterskor bör sträva efter att skapa en stödjande och icke-dömande miljö där patienterna känner sig bekväma med att uttrycka sina behov, ställa frågor och aktivt delta i deras vård.

Kommunikation är en hörnsten i ett effektivt sätt vid sängen, som omfattar både verbala och icke-verbala aspekter av interaktion. Sjuksköterskor bör kommunicera tydligt, koncist och respektfullt med patienterna, med ett språk som är lämpligt för individens nivå av förståelse och kulturella bakgrund. Detta kan innebära att man använder klarspråk, undviker medicinsk jargong och ger förklaringar på ett steg-för-steg sätt för att förbättra förståelsen. Sjuksköterskor bör också uppmärksamma ickeverbala signaler, såsom ansiktsuttryck, kroppsspråk och tonfall, vilket kan förmedla empati, trygghet och förståelse till patienter.

Empati är en nyckelkomponent i sättet vid sängen som involverar förmågan att förstå och dela en annan persons känslor. Sjuksköterskor bör sträva efter att känna empati med patienternas känslor, perspektiv och erfarenheter, visa medkänsla och känslighet för deras fysiska, känslomässiga och andliga behov. Detta kan innebära att uttrycka empati genom aktivt lyssnande, validera patienternas känslor och erbjuda tröstande eller uppmuntrande ord. Empatisk kommunikation kan hjälpa patienter att känna sig hörda, förstådda och stöttade under tider av sjukdom, smärta eller ångest, vilket främjar förtroende och relation mellan patienter och sjuksköterskor.

Respekt för patienternas självständighet och värdighet är en annan viktig aspekt av sättet att ligga vid sängen. Sjuksköterskor bör erkänna och upprätthålla patienters rätt att fatta välgrundade beslut om sin vård, behandling och preferenser. Detta kan innebära att man diskuterar behandlingsalternativ, risker och fördelar med patienterna, ber om deras input och preferenser och involverar dem i vårdplanering och beslutsprocesser. Sjuksköterskor bör också respektera patienternas kulturella övertygelser, värderingar och personliga gränser, anpassa sitt förhållningssätt till kommunikation och vård för att tillgodose individuella skillnader och preferenser.

Medkänsla är kärnan i ett effektivt sätt vid sängen, som driver sjuksköterskor att gå utöver det för att ge komfort, stöd och uppmuntran till patienter i deras behov. Medmänsklig vård innebär att visa vänlighet, förståelse och uppmärksamhet för patienternas behov, oavsett deras medicinska tillstånd eller omständigheter. Det kan handla om att erbjuda en tröstande beröring, sitta med patienter i stunder av nöd, eller ge känslomässigt stöd till patienter och deras familjer. Sjuksköterskor bör sträva efter att vara förespråkare för patienter, ge dem befogenhet att uttrycka sina bekymmer, hävda sina rättigheter och aktivt delta i beslut om deras vård.

Sammanfattningsvis är sättet vid sängen en kritisk komponent i vårdpraxis som omfattar kommunikation, empati, respekt och medkänsla i interaktioner med patienter. Ett positivt sätt vid sängen är avgörande för att bygga förtroende, lindra ångest och främja helande relationer mellan patienter och sjuksköterskor. Genom att visa värme, empati och respekt för patienternas autonomi och värdighet kan sjuksköterskor förbättra patientupplevelsen, främja efterlevnad av behandlingsplaner och bidra till positiva resultat i sjukvården. Att investera i färdigheter vid sängkanten genom utbildning, träning och självreflektion kan hjälpa sjuksköterskor att odla ett medkännande och patientcentrerat förhållningssätt till vård som gynnar både patienter och vårdgivare.

Respektera patientens integritet

Att respektera patienternas integritet är en grundläggande aspekt av omvårdnad som upprätthåller patienters rätt till konfidentialitet, självständighet och värdighet. Sjuksköterskor anförtros känslig och konfidentiell information om patienters hälsa, sjukdomshistoria och personliga förhållanden och måste vidta åtgärder för att skydda denna information från obehörigt avslöjande eller missbruk. Att respektera patienternas integritet innebär att upprätthålla konfidentialitet, säkra skyddad hälsoinformation (PHI) och följa etiska och juridiska standarder som styr integritet och sekretess inom sjukvården. I det här kapitlet kommer vi att utforska vikten av att respektera patienternas integritet, centrala principer för patientens konfidentialitet, gemensamma utmaningar och överväganden och strategier för att främja integritet i omvårdnadspraktiken.

Sekretess är en hörnsten i patientens integritet som skyddar patienters rätt att kontrollera tillgången till sin personliga hälsoinformation. Sjuksköterskor har en skyldighet att upprätthålla konfidentialitet för patientinformation och se till att den endast lämnas ut till behöriga personer för legitima ändamål. Detta inkluderar att skydda patienters journaler, testresultat, behandlingsplaner och andra PHI från obehörig åtkomst, användning eller avslöjande. Sjuksköterskor bör endast få tillgång till patientinformation på grund av att de behöver veta och bör vidta försiktighetsåtgärder för att förhindra oavsiktliga eller avsiktliga brott mot konfidentialitet.

Att säkra skyddad hälsoinformation (PHI) är avgörande för att skydda patienternas integritet och förhindra obehörig åtkomst eller avslöjande av känslig information. Sjuksköterskor bör följa institutionella policyer och procedurer för att upprätthålla säkerheten och konfidentialiteten för PHI, inklusive användning av säkra elektroniska system, lösenordsskyddade enheter och krypteringsmetoder för att skydda patientdata från obehörig åtkomst eller stöld. Sjuksköterskor bör också vara vaksamma på att skydda fysiska dokument och material som innehåller PHI, såsom journaler, diagram och rapporter, genom att förvara dem i låsta skåp eller säkra platser och kassera dem på rätt sätt när de inte längre behövs.

Att följa etiska och juridiska standarder som styr integritet och sekretess är ett professionellt ansvar för sjuksköterskor. Sjuksköterskor är bundna av etiska koder, såsom American Nurses Association (ANA) Etikkod, som betonar vikten av att respektera patientens konfidentialitet och integritetsrättigheter. Sjuksköterskor bör också följa federala och statliga lagar, såsom Health Insurance Portability and Accountability Act (HIPAA), som fastställer standarder för skydd av PHI och utdömer straff för obehörigt avslöjande eller missbruk av patientinformation. Sjuksköterskor bör bekanta sig med relevanta lagar, förordningar och institutionella policyer som styr integritet och sekretess inom hälso- och sjukvården och söka vägledning från handledare eller juridiska experter när de är osäker på hur de ska hantera känsliga situationer eller information.

Att upprätthålla yrkesgränser är avgörande för att bevara patientens integritet och undvika intressekonflikter eller olämpliga relationer. Sjuksköterskor bör fastställa tydliga gränser med patienter, kollegor och andra för att upprätthålla professionalism och upprätthålla etiska normer för praxis. Detta kan innebära att man avstår från att dela personlig information eller engagerar sig i sociala interaktioner med patienter utanför vården, att undvika dubbla relationer som kan äventyra den terapeutiska relationen och att avslöja intressekonflikter eller fördomar som kan påverka patientvården. Sjuksköterskor bör också vara uppmärksamma på sin användning av sociala medier och elektroniska kommunikationskanaler, och se till att de inte avslöjar konfidentiell patientinformation eller kränker patienternas integritetsrättigheter i onlineinteraktioner.

Att utbilda patienter om deras rätt till integritet och konfidentialitet är en viktig aspekt av att främja patienternas integritet i omvårdnadsverksamheten. Sjuksköterskor bör informera patienter om hur deras information kommer att användas och avslöjas, inhämta deras samtycke för behandling och delning av information och ge patienter möjligheter att ställa frågor eller uttrycka oro angående integritet och sekretess. Sjuksköterskor bör också respektera patienternas preferenser när det gäller att dela information med familjemedlemmar, vårdgivare eller andra vårdgivare, för att säkerställa att patienternas önskemål respekteras och respekteras i alla aspekter av deras vård.

Sammanfattningsvis är att respektera patienternas integritet ett grundläggande etiskt och juridiskt ansvar för sjuksköterskor som innebär att upprätthålla konfidentialitet, säkra skyddad hälsoinformation och följa professionella standarder för praxis. Genom att prioritera patientens integritet och konfidentialitet i omvårdnadspraktiken kan sjuksköterskor upprätthålla patienters rätt till självständighet, värdighet och respekt, bygga upp förtroende och relation med patienterna och främja positiva resultat i sjukvården. Genom att följa etiska principer, lagkrav och institutionella policyer som styr integritet och konfidentialitet kan sjuksköterskor säkerställa att patientinformation hanteras med omsorg och lyhördhet, skydda patienters integritetsrättigheter och bevara integriteten i relationen mellan sjuksköterska och patient.

Kulturell känslighet

Kulturell känslighet är medvetenhet, förståelse och respekt för värderingar, övertygelser, seder, språk och praxis hos individer med olika kulturell bakgrund. I vårdpraktiken är kulturell känslighet avgörande för att tillhandahålla patientcentrerad vård som respekterar och svarar mot de unika behoven, preferenserna och perspektiven hos patienter och deras familjer. Genom att erkänna och omfamna kulturell mångfald kan sjuksköterskor förbättra kommunikationen, bygga förtroende och förbättra hälsoresultaten för individer och samhällen. I det här kapitlet kommer vi att utforska betydelsen av kulturell känslighet i omvårdnadspraktiken, centrala principer för kulturell kompetens, gemensamma utmaningar och överväganden samt strategier för att främja kulturell känslighet i vården.

Kulturell känslighet är avgörande för att tillhandahålla patientcentrerad vård som är lyhörd för de olika behoven och preferenserna hos patienter från olika kulturell, etnisk och språklig bakgrund. Sjuksköterskor måste erkänna och respektera sina patienters kulturella övertygelser, värderingar och praxis, och anpassa sitt tillvägagångssätt för vård för att tillgodose individuella skillnader och preferenser. Detta kan involvera förståelse av kulturella normer angående kommunikation, familjedynamik, hälsoövertygelser och beslutsprocesser och att införliva kulturella överväganden i tillhandahållandet av vård.

Kulturell kompetens är en nyckelkomponent i kulturell känslighet som involverar förmågan att effektivt interagera med individer från olika kulturell bakgrund och att ge omsorg som är respektfull, lyhörd och anpassad till deras kulturella behov. Kulturellt kompetenta sjuksköterskor besitter kunskap, färdigheter och attityder som gör det möjligt för dem att arbeta effektivt med patienter från olika kulturell bakgrund, inklusive medvetenhet om sina egna kulturella fördomar och begränsningar. Kulturellt kompetent vård innebär att engagera sig i pågående självreflektion, utbildning och träning för att öka kulturell medvetenhet, förståelse och ödmjukhet.

En av de grundläggande principerna för kulturell känslighet är respekt för kulturell mångfald och individuella skillnader. Sjuksköterskor bör närma sig varje patientmöte med ett öppet sinne och en vilja att lära av och om patientens kulturella bakgrund. Det kan handla om att ställa öppna frågor, aktivt lyssna på patienters berättelser och erfarenheter, samt erkänna och validera deras kulturella identiteter och perspektiv. Sjuksköterskor bör också undvika att göra antaganden eller stereotyper baserade på en patients kulturella bakgrund och bör försöka förstå varje patient som en unik individ med sina egna värderingar, övertygelser och preferenser.

Effektiv kommunikation är avgörande för att främja kulturell känslighet i omvårdnad. Sjuksköterskor bör kommunicera tydligt, respektfullt och empatiskt med patienter och deras familjer, med ett språk som är lämpligt för individens nivå av förståelse och kulturella bakgrund. Detta kan handla om att använda tolkar eller översättare när språkbarriärer finns, att använda klarspråk och undvika medicinsk jargong, och att vara uppmärksam på icke-verbala ledtrådar och kommunikationsstilar som kan variera mellan kulturer. Sjuksköterskor bör också vara medvetna om kulturella normer avseende ögonkontakt, beröring, personligt utrymme och andra icke-verbala beteenden, och anpassa sin kommunikationsmetod för att möta patientens kulturella preferenser.

Kulturell känslighet sträcker sig bortom individuella interaktioner för att omfatta de bredare organisatoriska och systemiska faktorer som påverkar sjukvården. Sjuksköterskor bör förespråka policyer, program och metoder som främjar kulturell kompetens och mångfald inom hälso- och sjukvårdsorganisationer, inklusive mångfaldsträning, kulturell kompetensutbildning och rekrytering och bibehållande av olika vårdgivare. Sjuksköterskor bör också samarbeta med tvärvetenskapliga teammedlemmar, samhällsorganisationer och andra intressenter för att ta itu med skillnader i tillgång till sjukvård och resultat, främja jämlikhet i hälsa och eliminera hinder för kulturellt känslig vård.

Sammanfattningsvis är kulturell känslighet avgörande för att tillhandahålla patientcentrerad vård som respekterar och svarar mot de olika behoven, preferenserna och perspektiven hos patienter med olika kulturell bakgrund. Genom att omfamna kulturell mångfald och främja kulturell kompetens inom omvårdnad, kan sjuksköterskor förbättra kommunikationen, bygga upp förtroende och förbättra hälsoresultaten för individer och samhällen. Genom att anta principer om respekt, ödmjukhet och empati, och genom att förespråka kulturellt känsliga policyer och praxis, kan sjuksköterskor bidra till ett mer inkluderande och rättvist sjukvårdssystem som möter behoven hos alla patienter, oavsett deras kulturell bakgrund eller identitet.

Läkemedelsadministration

Läkemedelsadministration är en kritisk aspekt av omvårdnadspraktik som involverar säker och korrekt leverans av mediciner till patienter. Sjuksköterskor har en central roll i läkemedelshanteringen och ser till att patienter får rätt medicin, i rätt dos, via rätt väg, vid rätt tidpunkt. Genom att följa etablerade protokoll, följa bästa praxis och prioritera patientsäkerhet kan sjuksköterskor minimera risken för medicineringsfel och oönskade läkemedelshändelser, främja terapeutiska resultat och förbättra den övergripande kvaliteten på patientvården. I det här kapitlet kommer vi att utforska betydelsen av läkemedelsadministration i omvårdnadspraktiken, nyckelprinciper för säker läkemedelsadministrering, vanliga utmaningar och överväganden och strategier för att främja läkemedelssäkerhet i vårdmiljöer.

Säker medicinadministration är ett grundläggande ansvar för sjuksköterskor som kräver uppmärksamhet på detaljer, kritiskt tänkande och efterlevnad av etablerade protokoll och standarder för praxis. Sjuksköterskor måste vara kunniga om de mediciner de administrerar, inklusive deras indikationer, doser, administreringsvägar, biverkningar och kontraindikationer, och måste verifiera och validera medicinbeställningar innan de administreras till patienter. Detta kan innebära samråd med vårdgivare, farmaceuter eller andra medlemmar av det tvärvetenskapliga teamet för att klargöra beställningar, lösa avvikelser eller få ytterligare information efter behov.

En av nyckelprinciperna för säker läkemedelsadministrering är de "fem rättigheterna" för läkemedelsadministration: rätt patient, rätt medicin, rätt dos, rätt väg och rätt tidpunkt. Sjuksköterskor bör verifiera patientens identitet med hjälp av två former av identifiering, såsom namn och födelsedatum, innan de administrerar mediciner för att säkerställa att de administrerar medicinen till den avsedda mottagaren. Sjuksköterskor bör också kontrollera medicineringsetiketten mot medicineringsbeställningen och verifiera doseringen, administreringsvägen och frekvensen för att förhindra medicineringsfel.

En annan viktig princip för säker läkemedelsadministration är användningen av läkemedelsavstämningsprocesser för att säkerställa riktigheten och fullständigheten av läkemedelslistor och beställningar över vårdövergångar. Sjuksköterskor bör granska och stämma av läkemedelsbeställningar med patienternas journaler, läkemedelshistorik och aktuella läkemedelsregimer för att identifiera och lösa avvikelser, dubbelarbete eller potentiella interaktioner som kan påverka patientsäkerheten. Detta kan innebära att man samarbetar med patienter, vårdgivare och andra vårdgivare för att få korrekt och uppdaterad information om mediciner och för att utveckla en omfattande medicineringsplan som möter patientens behov och preferenser.

Att administrera läkemedel på rätt sätt är avgörande för att säkerställa deras säkerhet och effekt. Sjuksköterskor bör vara bekanta med de olika administreringssätten för läkemedel, inklusive orala, intravenösa, intramuskulära, subkutana och topikala vägar, och bör följa fastställda riktlinjer och protokoll för varje väg för att minimera risken för komplikationer eller biverkningar. Sjuksköterskor bör också bedöma och övervaka patienter med avseende på potentiella biverkningar eller biverkningar på mediciner, ingripa snabbt och på lämpligt sätt för att ta itu med eventuella problem och säkerställa patientsäkerheten.

Utöver att administrera läkemedel på ett säkert sätt ska sjuksköterskor också dokumentera läkemedelsadministrationen noggrant och uttömmande i patienternas journaler. Dokumentationen bör inkludera namnet på läkemedlet, dosering, administreringssätt, tidpunkt för administrering, plats (om tillämpligt) och alla relevanta bedömningar eller observationer, såsom vitala tecken eller patientrespons. Sjuksköterskor bör också dokumentera all patientutbildning som tillhandahålls, inklusive instruktioner för att ta mediciner, potentiella biverkningar och försiktighetsåtgärder att följa. Noggrann dokumentation är avgörande för att upprätthålla kontinuitet i vården, underlätta kommunikationen mellan medlemmar i vårdteamet och säkerställa patientsäkerhet och vårdkvalitet.

Utmaningar vid läkemedelsadministration kan uppstå på grund av faktorer som hög patientskärpa, tidsbrist, avbrott, distraktioner eller otillräckliga resurser. Sjuksköterskor måste vara vaksamma och proaktiva när det gäller att ta itu med dessa utmaningar för att minimera risken för medicineringsfel och biverkningar. Detta kan innebära att implementera strategier som läkemedelsavstämningsprocesser, streckkodsskanningsteknik, automatiserade dispenseringssystem, dubbelkontrollprocedurer och standardiserade protokoll för högriskmediciner för att förbättra läkemedelssäkerheten och minska sannolikheten för fel.

Sammanfattningsvis är läkemedelsadministration en kritisk aspekt av vårdpraxis som kräver uppmärksamhet på detaljer, kritiskt tänkande och efterlevnad av etablerade protokoll och standarder för praxis. Genom att följa principerna för säker läkemedelsadministrering, inklusive de fem rättigheterna för läkemedelsadministration, verifiera läkemedelsbeställningar, administrera läkemedel på rätt väg, dokumentera administrering korrekt och ta itu med utmaningar proaktivt, kan sjuksköterskor minimera risken för läkemedelsfel och biverkningar av läkemedel, främja terapeutiska resultat och förbättra den övergripande kvaliteten på patientvården. Genom att prioritera patientsäkerhet och främja en kultur av läkemedelssäkerhet i vårdmiljöer kan sjuksköterskor bidra till förbättrade patientresultat och en säkrare vårdmiljö för alla.

Dokumentation och kartläggning

Dokumentation och kartläggning är kritiska komponenter i vårdpraxis som involverar korrekt och snabb registrering av patientbedömningar, interventioner, observationer och resultat. Dokumentation fungerar som ett juridiskt och professionellt register över den vård som ges till patienter och underlättar kommunikationen mellan medlemmar i vårdteamet. Genom att dokumentera vården heltäckande och korrekt kan sjuksköterskor säkerställa kontinuitet i vården, främja patientsäkerheten och stödja kliniskt beslutsfattande. I det här kapitlet kommer vi att utforska vikten av dokumentation och kartläggning i omvårdnadspraktiken, nyckelprinciper för effektiv dokumentation, vanliga utmaningar och överväganden och strategier för att främja dokumentationens noggrannhet och fullständighet i vårdmiljöer.

Dokumentation är en viktig aspekt av sjuksköterskepraktiken som tjänar flera syften, inklusive juridiska, regulatoriska och professionella krav. Sjuksköterskor är juridiskt och etiskt skyldiga att dokumentera alla aspekter av patientvård noggrant och heltäckande, inklusive bedömningar, interventioner, administrerade mediciner, patientsvar och alla betydande förändringar i tillståndet. Dokumentation ger en journal över den vård som ges till patienter och fungerar som ett kommunikationsmedel mellan medlemmar i vårdteamet, säkerställer vårdens kontinuitet och underlättar samarbete och samordning av tjänsterna.

Effektiv dokumentation kännetecknas av noggrannhet, fullständighet, aktualitet och tydlighet. Sjuksköterskor bör sträva efter att dokumentera vården i tid, helst omedelbart efter vården eller så snart som möjligt därefter, för att säkerställa att informationen är riktig och fullständig. Detta kan innebära att man använder elektroniska journalsystem (EPJ), handhållna enheter eller pappersbaserade formulär för att dokumentera vård vid vårdplatsen, vilket minimerar risken för fel eller utelämnanden. Sjuksköterskor bör också använda ett tydligt, kortfattat och objektivt språk när de dokumenterar vården, undvika förkortningar, akronymer eller jargong som kan missförstås eller misstolkas av andra.

En av nyckelprinciperna för effektiv dokumentation är användningen av standardiserade format och terminologi för att säkerställa konsekvens och enhetlighet i dokumentationspraxis. Sjuksköterskor bör följa institutionella policyer och riktlinjer för dokumentation och kartläggning, inklusive standardiserade dokumentationsmallar, terminologi och förkortningar, för att främja tydlighet och noggrannhet i dokumentationen. Det kan handla om att använda checklistor, flödesscheman eller narrativa anteckningar för att dokumentera bedömningar, interventioner och observationer på ett strukturerat och organiserat sätt som är lätt att läsa och förstå.

Dokumentationen ska spegla omvårdnadsprocessen och de individuella behoven och preferenserna hos varje patient. Sjuksköterskor bör dokumentera bedömningar, insatser och resultat på ett systematiskt och logiskt sätt, följa omvårdnadsprocessen med bedömning, diagnos, planering, genomförande och utvärdering. Det kan handla om att dokumentera subjektiva och objektiva data, omvårdnadsdiagnoser, mål och resultat, omvårdnadsinsatser och patienternas svar på vården, använda evidensbaserade riktlinjer för praktik och klinisk bedömning för att vägleda beslutsfattande och dokumentation.

Utöver att dokumentera direkt patientvård bör sjuksköterskor också dokumentera all kommunikation, samarbete eller samordning av vården med andra medlemmar av vårdteamet, inklusive läkare, farmaceuter, terapeuter och annan närstående hälso- och sjukvårdspersonal. Detta kan innebära att dokumentera telefonsamtal, konsultationer, remisser eller tvärvetenskapliga teammöten, såväl som eventuella rekommendationer, order eller uppföljningsåtgärder som man kommit överens om under dessa interaktioner. Dokumentation av kommunikation och samarbete mellan teammedlemmar är väsentligt för att säkerställa kontinuitet i vården, främja tvärvetenskaplig kommunikation och minimera risken för fel eller missförstånd.

Utmaningar i dokumentation och kartläggning kan uppstå på grund av faktorer som arbetsbelastning, tidsbrist, avbrott, distraktioner eller otillräcklig utbildning eller resurser. Sjuksköterskor måste vara vaksamma och proaktiva när det gäller att hantera dessa utmaningar för att säkerställa att dokumentationen är korrekt, fullständig och aktuell. Det kan handla om att prioritera dokumentationsuppgifter, avsätta tillräckligt med tid för dokumentation under skift, minimera distraktioner och söka hjälp eller stöd från kollegor eller arbetsledare vid behov. Sjuksköterskor bör också förespråka policyer, praxis och teknologier som stöder effektiva och effektiva dokumentationsprocesser, såsom elektroniska journalsystem (EPJ), programvara för röstigenkänning eller mobila dokumentationsenheter, för att effektivisera dokumentationens arbetsflöden och förbättra dokumentationens noggrannhet och fullständighet.

Sammanfattningsvis är dokumentation och kartläggning kritiska komponenter i omvårdnadspraktiken som stödjer kontinuitet i vården, främjar patientsäkerheten och underlättar kommunikationen mellan medlemmar i vårdteamet. Genom att följa principerna för effektiv dokumentation, inklusive noggrannhet, fullständighet, aktualitet och tydlighet, kan sjuksköterskor säkerställa att dokumentationen speglar den vård som ges till patienterna och stödjer kliniskt beslutsfattande och kommunikation. Genom att ta itu med utmaningar i dokumentationen och förespråka policyer, praxis och teknologier som stödjer effektiva och effektiva dokumentationsprocesser, kan sjuksköterskor förbättra dokumentationens noggrannhet och fullständighet och bidra till förbättrade patientresultat och vårdkvalitet.

IV-terapi och flebotomi

IV-terapi och flebotomi är två viktiga omvårdnadsprocedurer som involverar införande och hantering av intravenösa (IV) katetrar för administrering av vätskor, mediciner, blodprodukter och blodprovstagning för diagnostiska ändamål. Båda procedurerna kräver specialiserad kunskap, färdigheter och utbildning för att säkerställa patientsäkerhet och komfort samtidigt som risken för komplikationer minimeras. I det här kapitlet kommer vi att utforska principerna och procedurerna som är involverade i IV-terapi och flebotomi, vanliga indikationer och överväganden och strategier för att främja säker och effektiv praktik.

IV-terapi:

Intravenös (IV) terapi innebär administrering av vätskor, mediciner och andra lösningar direkt in i blodomloppet via en ven. IV-terapi används vanligtvis för att upprätthålla hydrering, leverera mediciner, ge näring och administrera blodprodukter till patienter med olika medicinska tillstånd eller behandlingsbehov. Sjuksköterskor spelar en central roll i IV-terapi, inklusive att bedöma patienternas vätske- och elektrolytstatus, välja lämpliga IV-åtkomstplatser och katetrar, sätta in och underhålla IV-katetrar, övervaka patienter med avseende på komplikationer och ge patientutbildning och stöd.

Det första steget i IV-terapi är att bedöma patientens kliniska status, inklusive deras vätskevolym, hydreringsstatus, näringsbehov och medicinbehov. Sjuksköterskor bör utföra en grundlig bedömning av patientens vener, hudintegritet och allmänna hälsa för att bestämma det lämpligaste IV-åtkomststället och kateterstorleken för patienten. Faktorer att beakta inkluderar patientens ålder, medicinska historia, diagnos, behandlingsplan och förväntad längd på IV-behandling.

Att välja en lämplig IV-åtkomstplats och kateterstorlek är avgörande för att säkerställa framgångsrik IV-behandling och minimera risken för komplikationer. Vanliga IV-åtkomstplatser inkluderar venerna i handen, underarmen, antecubital fossa och överarmen, med valet av plats beroende på faktorer som venstorlek, tillgänglighet och patientens preferenser. Sjuksköterskor bör välja den minsta kateterstorlek som är lämplig för det avsedda syftet med IV-terapi, med hänsyn till viskositeten hos lösningen som ska administreras och den flödeshastighet som krävs.

Att sätta in och underhålla IV-katetrar kräver skicklighet och precision för att minimera risken för komplikationer som flebit, infiltration, extravasation, infektion och trombos. Sjuksköterskor bör följa aseptisk teknik och institutionella protokoll för intravenös kateterinsättning och vård, inklusive handhygien, hudförberedelse, kateterinsättningsteknik, fastsättning av katetern och förbandsbyten. Sjuksköterskor bör också övervaka IV-stället regelbundet för tecken på komplikationer, såsom svullnad, rodnad, smärta eller läckage, och ingripa omedelbart för att åtgärda eventuella problem och förhindra ytterligare komplikationer.

Övervakning av patienter som får IV-behandling är avgörande för att säkerställa deras säkerhet och välbefinnande. Sjuksköterskor bör övervaka vitala tecken, intag och produktion, elektrolytnivåer och andra relevanta parametrar för att bedöma patientens svar på IV-behandling och upptäcka eventuella komplikationer eller biverkningar. Sjuksköterskor bör också ge patientutbildning och stöd angående IV-terapi, inklusive information om syftet med IV-terapi, förväntade resultat, potentiella komplikationer och egenvårdsåtgärder för att främja komfort och säkerhet.

Flebotomi:

Flebotomi är processen att ta blodprover från patienter för diagnostiska tester eller terapeutiska ändamål. Flebotomi utförs vanligtvis för att samla in blod för laboratorieanalys, inklusive kompletta blodvärden (CBC), blodkemipaneler, koagulationsstudier och blodtypning och korsmatchning. Sjuksköterskor spelar en viktig roll i flebotomi, inklusive att utvärdera patienter för venös åtkomst, utföra venpunktion, ta blodprover, märka och transportera prover och övervaka patienter för komplikationer.

Det första steget i flebotomi är att bedöma patientens kliniska status och identifiera lämpliga venösa åtkomstställen för bloduppsamling. Sjuksköterskor bör bedöma patientens vener med avseende på storlek, synlighet och palpabilitet och välja den lämpligaste platsen för venpunktion baserat på faktorer som venkvalitet, patientkomfort och den blodvolym som krävs för testning. Vanliga venpunktionsställen inkluderar antecubital fossa, dorsala handvener, underarmsvener och mediala delen av armen.

Att utföra venpunktion kräver skicklighet och precision för att ta ett blodprov säkert och effektivt samtidigt som patientens obehag och risken för komplikationer minimeras. Sjuksköterskor bör följa aseptisk teknik och institutionella protokoll för venpunktion, inklusive handhygien, patientidentifiering, hudförberedelse, teknik för att införa nål och blodinsamlingsmetod. Sjuksköterskor bör också använda lämplig utrustning, såsom sterila nålar, uppsamlingsrör och säkerhetsanordningar, för att säkerställa blodprovets säkerhet och integritet.

Att samla in blodprover kräver uppmärksamhet på detaljer och noggrannhet för att säkerställa att proverna är korrekt märkta, identifierade och transporterade för analys. Sjuksköterskor bör märka blodprovsrör med patientens namn, födelsedatum, journalnummer och annan relevant information, enligt institutionella protokoll och myndighetskrav för provmärkning. Sjuksköterskor bör också dokumentera proceduren, inklusive platsen för venpunktion, antal och typ av provrör som samlats in och eventuella komplikationer eller observationer, i patientens journal.

Övervakning av patienter efter flebotomi är viktigt för att upptäcka och hantera komplikationer som hematom, blödning eller vasovagala reaktioner. Sjuksköterskor bör bedöma venpunktionsstället för tecken på blödning, svullnad eller obehag och ge lämpliga åtgärder, såsom att trycka på platsen, höja extremiteten eller applicera ispåsar vid behov. Sjuksköterskor bör också övervaka patientens vitala tecken och bedöma symtom på vasovagala reaktioner, såsom yrsel, blekhet, svettning eller illamående, och ge patienten trygghet och stöd vid behov.

Sammanfattningsvis är IV-terapi och flebotomi väsentliga omvårdnadsprocedurer som involverar införande och hantering av IV-katetrar och insamling av blodprover för diagnostisk testning. Sjuksköterskor spelar en central roll i att utföra dessa procedurer säkert och effektivt, inklusive att utvärdera patienter för venös åtkomst, välja lämpliga åtkomstställen och katetrar, sätta in och underhålla IV-katetrar, utföra venpunktion, ta blodprover och övervaka patienter med avseende på komplikationer. Genom att följa bästa praxis, följa institutionella protokoll och prioritera patientsäkerhet och komfort, kan sjuksköterskor säkerställa framgången för IV-terapi och flebotomiprocedurer och bidra till positiva patientresultat i vårdmiljöer.

Stresshantering

Stress är en oundviklig del av livet och som sjuksköterska kan du stöta på olika stressfaktorer i ditt privata och professionella liv. Från krävande arbetsbelastning och långa arbetspass till känslomässiga situationer och utmanande patientvårdsscenarier, kan omvårdnad vara mentalt och fysiskt påfrestande. Men att lära sig effektiva stresshanteringstekniker kan hjälpa dig att hantera stress, bibehålla ditt välbefinnande och fortsätta att ge högkvalitativ vård till dina patienter. I det här kapitlet kommer vi att utforska strategier för att hantera stress som sjuksköterska, inklusive egenvård, hanteringsmekanismer och resurser för stöd.

Som sjuksköterska är det viktigt att känna igen tecken och symtom på stress och att prioritera ditt eget välbefinnande. Vanliga tecken på stress kan vara trötthet, irritabilitet, koncentrationssvårigheter, förändringar i aptit eller sömnmönster och fysiska symtom som huvudvärk eller muskelspänningar. Om du märker dessa tecken hos dig själv är det viktigt att ta proaktiva åtgärder för att hantera stress och förhindra att den påverkar din hälsa och arbetsprestation.

En effektiv strategi för stresshantering är att träna självvård på regelbunden basis. Egenvård innebär att du tar dig tid att prioritera dina fysiska, känslomässiga och mentala hälsobehov, även mitt i ditt fulla schema. Detta kan inkludera att delta i aktiviteter som du tycker om och tycker är avkopplande, såsom träning, meditation, yoga, läsning, umgås med nära och kära eller ägna dig åt hobbyer. Genom att avsätta tid för egenvårdsaktiviteter kan du ladda batterierna, minska stressnivåerna och förbättra ditt allmänna välbefinnande.

En annan användbar stresshanteringsteknik är att utveckla hälsosamma hanteringsmekanismer för att hantera stressorer i ditt liv. Detta kan innebära att anta ett positivt tänkesätt, omformulera negativa tankar och öva mindfulness eller avslappningstekniker för att hjälpa dig att hålla dig lugn och fokuserad i stressiga situationer. Djupa andningsövningar, progressiv muskelavslappning och visualiseringstekniker kan vara särskilt effektiva för att hantera akut stress och främja avslappning.

Det är också viktigt att sätta gränser och prioritera uppgifter för att undvika att bli överväldigad av din arbetsbörda. Lär dig att delegera uppgifter när det är lämpligt, och tveka inte att be om hjälp eller stöd från dina kollegor eller arbetsledare när det behövs. Genom att organisera din arbetsbelastning, sätta realistiska mål och dela upp uppgifter i hanterbara bitar kan du minska stressen och öka din känsla av kontroll över din arbetsmiljö.

Förutom egenvård och copingstrategier är det viktigt att söka stöd från andra när du känner dig stressad eller överväldigad. Att prata med en pålitlig vän, familjemedlem eller kollega om dina känslor kan ge känslomässig validering och stöd. Överväg att gå med i en stödgrupp för sjuksköterskor eller söka rådgivning eller terapi om du kämpar för att hantera stress på egen hand. Kom ihåg att att söka hjälp är ett tecken på styrka, inte svaghet, och det finns resurser tillgängliga för att stödja dig.

Slutligen, glöm inte att ta pauser och prioritera vila och avkoppling i din dagliga rutin. Sov mycket, ät en balanserad kost och delta i regelbunden fysisk aktivitet för att stödja din allmänna hälsa och motståndskraft mot stress. Kom ihåg att egenvård inte är självviskt – det är viktigt för att upprätthålla ditt välbefinnande och förmåga att ge medkännande vård till dina patienter.

Sammanfattningsvis är stresshantering en väsentlig färdighet för sjuksköterskor att odla för att bibehålla sitt välbefinnande och ge högkvalitativ vård till sina patienter. Genom att utöva egenvård, utveckla hälsosamma hanteringsmekanismer, sätta gränser, söka stöd och prioritera vila och avkoppling kan sjuksköterskor effektivt hantera stress och trivas i sitt krävande yrke. Kom ihåg att du inte är ensam om att hantera stress, och det finns resurser och stödsystem tillgängliga för att hjälpa dig att navigera i utmaningarna med omvårdnad.

Balans i arbetslivet

Att uppnå en hälsosam balans mellan arbete och privatliv är avgörande för att sjuksköterskor ska kunna behålla sitt välbefinnande, förhindra utbrändhet och upprätthålla en givande karriär inom vården. Sjuksköterskor möter ofta långa arbetstider, krävande scheman och känslomässigt utmanande arbetsmiljöer, vilket kan göra det utmanande att hitta tid för personliga intressen, relationer och egenvård. Att prioritera balansen mellan arbete och privatliv är dock avgörande för att upprätthålla fysisk och mental hälsa, främja arbetstillfredsställelse och upprätthålla långsiktig karriärframgång. I det här kapitlet kommer vi att utforska strategier för att uppnå balans mellan arbete och privatliv som sjuksköterska, inklusive tidshanteringstekniker, gränssättningsstrategier och egenvårdsmetoder.

Att hitta balans mellan arbete och privatliv börjar med att sätta tydliga gränser och prioriteringar. Sjuksköterskor bör skapa realistiska förväntningar på sina arbetstider, åtaganden och ansvar och kommunicera dessa gränser effektivt med kollegor, handledare och familjemedlemmar. Detta kan innebära att sätta gränser för övertidstimmar, schemalägga regelbundna raster och lediga dagar och att vara bestämd när det gäller att säga nej till extra arbete eller ansvar när det är nödvändigt för att skydda personlig tid.

Effektiv tidshantering är avgörande för att sjuksköterskor ska kunna jonglera med kraven från arbete och privatliv på ett framgångsrikt sätt. Sjuksköterskor bör prioritera uppgifter, delegera ansvar när det är möjligt och använda tidsbesparande strategier för att maximera produktiviteten och effektiviteten i arbetet. Det kan handla om att använda tekniska verktyg som kalenderappar, att göra-listor eller uppgiftshanteringssystem för att organisera och prioritera uppgifter, effektivisera kommunikationen och minimera distraktioner. Genom att hantera sin tid effektivt kan sjuksköterskor minska stress, öka sin känsla av kontroll och skapa mer tid för aktiviteter utanför arbetet.

Att skapa gränser mellan arbete och privatliv är avgörande för att upprätthålla balans och förhindra utbrändhet. Sjuksköterskor bör sträva efter att lämna arbetsrelaterade bekymmer och stress på arbetsplatsen och fokusera på att njuta av sin ledighet och utöva aktiviteter som ger dem glädje och tillfredsställelse. Det kan handla om att etablera ritualer eller rutiner för att övergå från arbetsläge till personligt läge, som att byta arbetskläder, engagera sig i avslappningstekniker eller umgås med nära och kära. Genom att skapa tydliga gränser mellan arbete och privatliv kan sjuksköterskor ladda batterierna, minska stressen och behålla sitt övergripande välbefinnande.

Egenvård är avgörande för att sjuksköterskor ska kunna upprätthålla sin fysiska, känslomässiga och mentala hälsa samtidigt som de hanterar kraven från sitt yrke. Sjuksköterskor bör prioritera egenvårdsaktiviteter som träning, kost, sömn och avslappningstekniker för att stödja deras välbefinnande och motståndskraft mot stress. Detta kan innebära att man tar av tid för regelbunden fysisk aktivitet, utövar mindfulness eller meditation, får tillräckligt med sömn och engagerar sig i hobbyer eller aktiviteter som ger glädje och tillfredsställelse. Genom att prioritera egenvård kan sjuksköterskor fylla på sina energireserver, minska risken för utbrändhet och förbättra deras förmåga att ge medkänsla till sina patienter.

Att söka stöd från kollegor, vänner och familjemedlemmar är avgörande för att sjuksköterskor ska kunna hantera utmaningarna med balans mellan arbete och privatliv. Sjuksköterskor bör inte tveka att vända sig för att få hjälp eller råd när det behövs och att stödja sig på sina stödnätverk för känslomässigt stöd, uppmuntran och kamratskap. Att få kontakt med andra som förstår omvårdnadens unika krav och press kan ge validering, perspektiv och solidaritet, vilket hjälper sjuksköterskor att känna sig mindre isolerade och överväldigade av kraven från deras yrke.

Sammanfattningsvis är det viktigt att uppnå balans mellan arbete och privatliv för att sjuksköterskor ska kunna behålla sitt välbefinnande, förhindra utbrändhet och upprätthålla en givande karriär inom vården. Genom att sätta tydliga gränser, hantera sin tid effektivt, prioritera egenvård och söka stöd från andra kan sjuksköterskor skapa en sund balans mellan arbete och privatliv som gör att de kan trivas både personligt och professionellt. Kom ihåg att balansen mellan arbete och privatliv är en kontinuerlig process som kräver kontinuerlig uppmärksamhet och ansträngning, men genom att prioritera balans och egenvård kan sjuksköterskor njuta av långa och givande karriärer inom omvårdnad samtidigt som de kan njuta av ett tillfredsställande privatliv utanför arbetet.

Stödsystem

Inom det krävande omvårdnadsområdet är det viktigt att ha robusta stödsystem på plats för att upprätthålla mentalt, känslomässigt och fysiskt välbefinnande. Sjuksköterskor möter ofta höga nivåer av stress, medkänslaströtthet och känslomässiga utmaningar i sitt arbete, vilket gör det avgörande att ha ett nätverk av stöd att stödja sig på under svåra tider. Stödsystem kan komma i olika former, inklusive kollegor, handledare, vänner, familjemedlemmar, professionella nätverk och mentalvårdspersonal. I det här kapitlet kommer vi att utforska betydelsen av stödsystem för sjuksköterskor och strategier för att bygga och få stöd på arbetsplatsen och utanför.

Kollegor är ofta det första stödet för sjuksköterskor som står inför utmaningar i sitt arbete. Att bygga positiva relationer med kollegor och främja en kultur av samarbete och lagarbete kan skapa en stödjande arbetsmiljö där sjuksköterskor känner sig bekväma med att söka hjälp, råd och uppmuntran från sina kamrater. Kollegor kan erbjuda praktisk hjälp, dela erfarenheter och insikter och ge känslomässigt stöd under utmanande tider, vilket hjälper sjuksköterskor att känna sig mindre isolerade och överväldigade av kraven från deras yrke.

Handledare och mentorer spelar också en viktig roll för att ge stöd och vägledning till sjuksköterskor i deras professionella utveckling. Handledare kan erbjuda feedback, coachning och mentorskap för att hjälpa sjuksköterskor att navigera i utmanande situationer, utveckla nya färdigheter och avancera sina karriärer. Genom att främja öppen kommunikation och tillgänglighet kan handledare skapa en stödjande arbetsmiljö där sjuksköterskor känner sig bemyndigade att söka hjälp och vägledning när det behövs, vilket främjar en kultur av lärande och tillväxt.

Vänner och familjemedlemmar utanför arbetet kan ge ett ovärderligt stöd till sjuksköterskor för att hantera stressen och kraven i sitt yrke. Att ha ett starkt stödnätverk av vänner och familj som förstår och uppskattar omvårdnadens utmaningar kan ge känslomässig validering, uppmuntran och perspektiv under svåra tider. Att umgås med nära och kära, delta i roliga aktiviteter och dela erfarenheter kan hjälpa sjuksköterskor att ladda batterierna, minska stressen och upprätthålla en hälsosam balans mellan arbete och privatliv.

Professionella nätverk och organisationer kan också erbjuda värdefullt stöd och resurser till sjuksköterskor i deras karriärer. Att gå med i professionella föreningar, delta i konferenser och delta i nätverksevenemang kan ge möjligheter för sjuksköterskor att få kontakt med kamrater, dela kunskap och erfarenheter och få tillgång till resurser och stöd för karriärutveckling. Professionella nätverk kan erbjuda mentorskapsprogram, utbildningsmöjligheter och påverkansarbete för att stödja sjuksköterskor i deras professionella tillväxt och avancemang.

Utöver informella stödsystem kan formella stödtjänster som personalassistansprogram (EAP) och rådgivningstjänster ge konfidentiellt och professionellt stöd till sjuksköterskor som upplever arbetsrelaterad stress, utbrändhet eller problem med psykisk hälsa. EAP:er erbjuder rådgivning, remisstjänster och resurser för att hantera ett brett utbud av personliga och professionella utmaningar, inklusive stresshantering, balans mellan arbete och privatliv, konfliktlösning och känslomässigt välbefinnande. Genom att få tillgång till dessa tjänster kan sjuksköterskor få det stöd och den vägledning de behöver för att ta itu med problem proaktivt och effektivt, vilket främjar deras allmänna hälsa och motståndskraft.

Sammanfattningsvis är stödsystem avgörande för att sjuksköterskor ska kunna hantera utmaningarna i sitt yrke framgångsrikt och behålla sitt välbefinnande och sin arbetstillfredsställelse. Genom att bygga upp och få stöd från kollegor, handledare, vänner, familjemedlemmar, professionella nätverk och formella stödtjänster kan sjuksköterskor känna sig stöttade, bemyndigade och motståndskraftiga i sin karriär. Kom ihåg att att söka hjälp är ett tecken på styrka, inte svaghet, och att det finns resurser och stödsystem tillgängliga för att hjälpa sjuksköterskor att klara av kraven från sitt yrke och trivas i sina roller.

Fortsatt utbildning

Fortbildning är en viktig del av omvårdnadspraktiken som säkerställer att sjuksköterskorna håller sig uppdaterade med framsteg inom hälso- och sjukvården, upprätthåller kompetens i sina roller och tillhandahåller vård av hög kvalitet till sina patienter. Inom det snabbt växande sjukvårdsområdet är fortlöpande lärande och professionell utveckling avgörande för att sjuksköterskor ska kunna anpassa sig till förändringar i praktikstandarder, teknik och evidensbaserade riktlinjer. I detta kapitel kommer vi att utforska vikten av fortbildning för sjuksköterskor, tillgängliga möjligheter till professionell utveckling och strategier för att införliva livslångt lärande i omvårdnadspraktiken.

Fortbildning ger sjuksköterskor möjligheter att utöka sina kunskaper, färdigheter och expertis inom olika områden av sjuksköterskepraktiken. Genom att delta i fortbildningsaktiviteter, såsom workshops, seminarier, konferenser, webbseminarier och onlinekurser, kan sjuksköterskor hålla sig uppdaterade om de senaste forskningsrönen, kliniska riktlinjer och bästa praxis inom sina specialområden. Fortbildning gör det också möjligt för sjuksköterskor att utforska nya ämnen, eftersträva avancerade certifieringar eller meriter och utveckla specialiserade färdigheter som förbättrar deras förmåga att ge kvalitetsvård till sina patienter.

Förutom att hålla sig uppdaterad med kliniska kunskaper och färdigheter, hjälper fortbildning också sjuksköterskor att uppfylla licens- och certifieringskrav, upprätthålla professionella meriter och uppfylla lagstadgade standarder för praktik. Många tillsynsorgan och professionella organisationer kräver att sjuksköterskor ska slutföra ett visst antal fortbildningstimmar eller poäng inom en angiven tidsram för att förnya sina licenser eller certifieringar. Genom att delta i ackrediterade fortbildningsprogram kan sjuksköterskor säkerställa efterlevnad av regulatoriska krav och visa sitt engagemang för att upprätthålla kompetens inom sitt yrke.

Fortbildning spelar en avgörande roll för att utveckla vårdpraktiken och förbättra patientresultaten. Genom fortlöpande lärande och professionell utveckling kan sjuksköterskor förbättra sina kritiska tänkandeförmåga, kliniska resonemangsförmåga och problemlösningsförmåga, vilket gör det möjligt för dem att ge evidensbaserad, patientcentrerad vård. Fortbildning ger också sjuksköterskor möjlighet att förnya sig, anpassa sig till förändringar i sjukvårdsmodeller och implementera ny teknik och insatser som förbättrar patientsäkerhet, vårdkvalitet och hälsoresultat.

Fortbildningsmöjligheter för sjuksköterskor finns tillgängliga via en mängd olika kanaler, inklusive akademiska institutioner, vårdorganisationer, yrkesorganisationer och onlineutbildningsplattformar. Akademiska institutioner erbjuder utbildningsprogram, certifikatkurser och fortbildningsmoduler inom olika sjuksköterskespecialiteter och subspecialiteter, vilket gör det möjligt för sjuksköterskor att bedriva avancerad utbildning och träning inom områden av intresse eller behov. Sjukvårdsorganisationer kan tillhandahålla fortbildning, personalutvecklingsprogram eller kliniska kompetensbedömningar för att stödja pågående lärande och kompetensutveckling bland sin vårdpersonal.

Yrkesföreningar och organisationer spelar en viktig roll för att tillhandahålla fortbildningsmöjligheter för sjuksköterskor genom konferenser, workshops, seminarier och onlineresurser. Många sjuksköterskeorganisationer erbjuder medlemsförmåner som tillgång till utbildningsmaterial, publikationer och onlinegemenskaper där sjuksköterskor kan utbyta kunskap och idéer, nätverka med kamrater och få tillgång till resurser för professionell utveckling. Yrkesorganisationer förespråkar också policyer och initiativ som stödjer livslångt lärande och fortbildning för sjuksköterskor, som främjar en kultur av spetskompetens och innovation inom omvårdnadspraktiken.

Online lärplattformar och utbildningsresurser har blivit allt mer populära för sjuksköterskor som söker flexibla och bekväma alternativ för fortbildning. Onlinekurser, webbseminarier och virtuella konferenser ger sjuksköterskor möjligheten att lära sig i sin egen takt, enligt sitt eget schema, var som helst med en internetanslutning. Dessa resurser täcker ett brett spektrum av ämnen, från kliniska färdigheter och evidensbaserad praktik till ledarskap, ledning och professionell utveckling, vilket gör det möjligt för sjuksköterskor att skräddarsy sina lärandeupplevelser efter sina individuella intressen och karriärmål.

Sammanfattningsvis är fortbildning avgörande för att sjuksköterskor ska kunna hålla sig uppdaterade med framsteg inom sjukvården, behålla kompetensen i sina roller och ge högkvalitativ vård till sina patienter. Genom att delta i fortbildningsaktiviteter kan sjuksköterskor utöka sina kunskaper, färdigheter och expertis, uppfylla licens- och certifieringskrav, avancera sina karriärer och förbättra patienternas resultat. Oavsett om det är genom akademiska program, yrkesföreningar, sjukvårdsorganisationer eller onlineutbildningsplattformar, har sjuksköterskor tillgång till ett brett utbud av möjligheter för livslångt lärande och professionell utveckling, vilket säkerställer deras fortsatta framgång och tillväxt inom det dynamiska området omvårdnad.

Specialisering och certifiering

Specialisering och certifiering ger sjuksköterskor möjligheten att fördjupa sina kunskaper, färdigheter och expertis inom specifika områden av sjuksköterskepraktiken, vilket förbättrar deras karriärmöjligheter, arbetstillfredsställelse och patientvårdsresultat. Inom det dynamiska och mångsidiga omvårdnadsområdet tillåter specialisering sjuksköterskor att fokusera på intresseområden eller passion, utveckla avancerade kompetenser och fortsätta karriärvägar i linje med deras professionella mål. Certifiering ger ett formellt erkännande av sjuksköterskors specialiserade kunskaper och färdigheter, vilket visar deras engagemang för excellens och kvalitetsvård. I det här kapitlet kommer vi att utforska vikten av specialisering och certifiering inom omvårdnad, tillgängliga alternativ för specialisering och fördelarna med att bli certifierad inom en sjuksköterskespecialitet.

Specialisering i omvårdnad innebär att fokusera på ett specifikt område av praktik eller befolkning, såsom pediatrik, onkologi, intensivvård eller psykiatrisk-psykisk hälsovård. Sjuksköterskor kan bedriva specialisering genom olika vägar, inklusive formella utbildningsprogram, klinisk erfarenhet, möjligheter till professionell utveckling och certifiering i en sjuksköterskespecialitet. Specialisering gör det möjligt för sjuksköterskor att utveckla expertis inom ett särskilt intresseområde, skräddarsy sin praktik till de unika behoven hos specifika patientpopulationer och avancera sina karriärer i specialiserade roller och miljöer.

En väg till specialisering inom omvårdnad är genom formella utbildningsprogram, som examensprogram på forskarnivå eller forskarutbildningsprogram inom sjuksköterskespecialiteter. Dessa program erbjuder fördjupade kurser, kliniska erfarenheter och specialiserad utbildning inom områden som sjuksköterska, sjuksköterskeutbildare, sjuksköterskeledare eller sjuksköterskeforskare, som förbereder sjuksköterskor för avancerade praktikroller inom deras valda specialområde. Utexaminerade från specialiserade utbildningsprogram är utrustade med kunskaper, färdigheter och kompetenser för att tillhandahålla avancerad vård, leda kvalitetsförbättringsinitiativ och bidra till framsteg inom sjuksköterskepraktiken.

En annan väg till specialisering inom omvårdnad är genom klinisk erfarenhet och professionella utvecklingsmöjligheter. Sjuksköterskor kan få specialiserade kunskaper och färdigheter genom praktisk erfarenhet av att arbeta i specifika kliniska miljöer, såsom intensivvårdsavdelningar, akutmottagningar, operationssalar eller specialkliniker. Fortbildning, workshops, seminarier och konferenser erbjuder också möjligheter för sjuksköterskor att fördjupa sina kunskaper och expertis inom specifika intresseområden, såsom sårvård, diabeteshantering eller palliativ omvårdnad.

Certifiering i sjuksköterskespecialiteter ger ett formellt erkännande av sjuksköterskors specialiserade kunskaper, färdigheter och kompetenser inom specifika verksamhetsområden. Certifiering ges av yrkesorganisationer eller certifieringsorgan som administrerar undersökningar för att bedöma sjuksköterskors kunskaper och kompetens inom sitt specialområde. Sjuksköterskor som klarar certifieringsprov beviljas meriter såsom Certified Pediatric Nurse (CPN), Certified Critical Care Nurse (CCRN) eller Certified Nurse Educator (CNE), beroende på deras specialitetsområde och praktiknivå.

Att bli certifierad inom en sjuksköterskespecialitet erbjuder många fördelar för sjuksköterskor, inklusive professionellt erkännande, karriärmöjligheter och ökad arbetstillfredsställelse. Certifieringen visar sjuksköterskors engagemang för excellens och kvalitetsvård, vilket ökar deras trovärdighet och rykte bland kollegor, arbetsgivare och patienter. Certifierade sjuksköterskor kan också ha tillgång till högre betalda jobbmöjligheter, ledarroller och specialiserade positioner som kräver certifiering som en förutsättning för anställning.

Förutom professionellt erkännande och karriäravancemang främjar certifiering i en sjuksköterskespecialitet fortlöpande lärande och professionell utveckling. Certifierade sjuksköterskor måste behålla sina meriter genom fortbildning, professionella utvecklingsaktiviteter och periodiska omcertifieringsprov, för att säkerställa att de håller sig uppdaterade med framsteg inom sitt specialområde och bibehåller kompetens i sin praktik. Certifiering främjar också en kultur av spetskompetens och ansvarstagande inom omvårdnadspraktiken, vilket uppmuntrar sjuksköterskor att sträva efter ständiga förbättringar och kvalitetsvård.

Sammanfattningsvis erbjuder specialisering och certifiering sjuksköterskor möjligheten att fördjupa sina kunskaper, färdigheter och expertis inom specifika områden inom omvårdnadspraktiken, vilket förbättrar deras karriärmöjligheter, arbetstillfredsställelse och resultat av patientvård. Genom att bedriva specialisering genom formella utbildningsprogram, klinisk erfarenhet och professionella utvecklingsmöjligheter kan sjuksköterskor skräddarsy sin praktik efter sina intressen och mål, medan certifiering ger ett formellt erkännande av deras specialiserade kunskaper och färdigheter. Oavsett om det är genom avancerad utbildning, klinisk erfarenhet eller certifiering inom en sjuksköterskespecialitet, har sjuksköterskor många vägar för specialisering och professionell tillväxt, vilket säkerställer deras fortsatta framgång och inflytande inom det dynamiska området omvårdnad.

Framsteg i karriären

Karriäravancemang inom omvårdnad omfattar ett spektrum av möjligheter för professionell tillväxt, utveckling och prestation. Sjuksköterskor har potential att utöva olika karriärvägar, från klinisk praktik och ledarskapsroller till utbildning, forskning och avancerade praktikspecialiteter. Karriärutveckling gör det möjligt för sjuksköterskor att utöka sina kunskaper, färdigheter och ansvar, uppnå personliga och professionella mål och göra en meningsfull inverkan på patientvård och sjukvård. I det här kapitlet kommer vi att utforska betydelsen av karriärutveckling inom omvårdnad, tillgängliga vägar för avancemang och strategier för att nå framgång i sin sjuksköterskekarriär.

Karriäravancemang inom omvårdnad är avgörande för att sjuksköterskor ska nå sin fulla potential, maximera sina bidrag till vården och uppnå personlig och professionell tillfredsställelse. Att avancera i sin sjuksköterskekarriär kan innebära att man strävar efter möjligheter till befordran, tar på sig ledarroller, skaffar avancerade examina eller certifieringar, specialiserar sig på ett visst yrkesområde eller övergår till nya roller eller miljöer. Oavsett vilken specifika väg som valts, ger karriärutveckling sjuksköterskor chansen att växa, lära sig och göra en positiv skillnad i livet för sina patienter och samhällen.

En väg till karriärutveckling inom omvårdnad är genom att bedriva avancerad utbildning och träning. Sjuksköterskor kan avancera sina karriärer genom att erhålla högre grader, till exempel en Master of Science in Nursing (MSN) eller Doctor of Nursing Practice (DNP), som förbereder dem för avancerade praktikroller, ledarskapspositioner eller specialiserade områden inom sjuksköterskepraktiken. Avancerade examina ger sjuksköterskor kunskap, färdigheter och meriter för att ta ett större ansvar, leda initiativ för kvalitetsförbättring och påverka hälso- och sjukvårdens policy och praxis.

En annan väg till karriäravancemang är genom att skaffa specialiserade certifieringar inom omvårdnad. Certifieringen visar sjuksköterskors expertis och skicklighet inom specifika verksamhetsområden, såsom intensivvård, onkologi, pediatrik eller gerontologi. Genom att bli certifierad inom en sjuksköterskespecialitet kan sjuksköterskor öka sin trovärdighet, utöka sina karriärmöjligheter och öka sin inkomstpotential. Certifiering betyder också sjuksköterskors engagemang för spetskompetens och vård av hög kvalitet, som främjar en kultur av professionalism och ansvarsskyldighet inom omvårdnadspraktiken.

Att avancera i sin sjuksköterskekarriär kan också innebära att ta på sig ledarroller och ansvar. Sjuksköterskor kan utöva ledarskapsmöjligheter inom sin vårdorganisation, såsom sjuksköterskechef, klinisk koordinator eller sjuksköterskechef, där de kan övervaka team, hantera resurser och implementera strategiska initiativ för att förbättra patientvården och resultat. Ledarskapsroller ger sjuksköterskor chansen att påverka organisationskulturen, driva förändringar och förespråka patienters och vårdpersonals behov.

Utöver traditionella kliniska och ledarskapsroller kan sjuksköterskor också avancera sina karriärer genom roller inom utbildning, forskning och vårdadministration. Sjuksköterskeutbildare spelar en viktig roll för att förbereda nästa generation sjuksköterskor, undervisa studenter i akademiska miljöer, kliniska miljöer eller fortbildningsprogram. Sjuksköterskeforskare bidrar till att främja omvårdnadsvetenskap och evidensbaserad praktik genom att genomföra forskningsstudier, publicera resultat och omsätta forskning till praktik. Sjukvårdsadministratörer övervakar sjukvårdsorganisationernas verksamhet, hanterar budgetar och resurser och utvecklar strategier för att förbättra leveransen av patientvård och resultat.

Strategier för att nå karriäravancemang inom omvårdnad inkluderar att sätta tydliga mål, söka möjligheter till professionell utveckling, nätverka med kollegor och mentorer och att kontinuerligt utöka sina kunskaper och färdigheter. Sjuksköterskor bör identifiera sina styrkor, intressen och karriärambitioner och utveckla en plan för att uppnå sina mål genom utbildning, träning och erfarenhetsbaserat lärande. Att nätverka med kollegor, delta i konferenser och gå med i professionella föreningar kan också ge värdefulla möjligheter för lärande, tillväxt och karriäravancemang.

Sammanfattningsvis erbjuder karriärutveckling inom omvårdnad sjuksköterskor möjligheten att växa, utvecklas och uppnå sin fulla potential inom hälso- och sjukvården. Oavsett om det är genom avancerad utbildning, certifiering, ledarroller eller specialiserade praktikområden, har sjuksköterskor många vägar för att avancera sina karriärer och göra en meningsfull inverkan på patientvård och sjukvård. Genom att sätta tydliga mål, söka efter möjligheter till professionell utveckling och kontinuerligt utöka sina kunskaper och färdigheter kan sjuksköterskor positionera sig för framgång och tillfredsställelse i sin sjuksköterskekarriär.

Förstå sjuksköterskelicens

Sjuksköterskelicens är en kritisk komponent i tillsynen inom sjuksköterskeyrket, vilket säkerställer att sjuksköterskor uppfyller etablerade standarder för kompetens och praxis för att skydda folkhälsan och säkerheten. Licensen ger juridiskt tillstånd för individer att utöva sjuksköterskeverksamhet inom ett definierat tillämpningsområde och administreras vanligtvis av tillsynsorgan eller sjuksköterskenämnder på statlig eller provinsnivå. Att förstå sjuksköterskelicens är viktigt för sjuksköterskor, sjuksköterskestudenter, arbetsgivare och andra intressenter inom hälso- och sjukvården, eftersom det lägger grunden för professionellt ansvar, kvalitetssäkring och patientskydd.

Processen för att få sjuksköterskelicens innebär vanligtvis att man slutför ett formellt utbildningsprogram i omvårdnad, klarar ett standardiserat licensprov och uppfyller andra krav som fastställts av tillsynsorgan eller sjuksköterskenämnder. Sjuksköterskeutbildningsprogram kan variera i längd och format, allt från diplomprogram som erbjuds av sjukhus till associerade, kandidat- eller forskarutbildningsprogram som erbjuds av högskolor eller universitet. Oavsett vilken typ av program, är kursplaner för sjuksköterskeutbildning utformade för att förbereda eleverna för omsköterskepraktik på nybörjarnivå genom att ge undervisning i kärnområdena omvårdnadskunskaper, färdigheter och kompetenser.

Efter att ha slutfört ett sjuksköterskeutbildningsprogram måste individer klara en licensexamen för att få licens för att utöva omvårdnad. Licensexamen för registrerade sjuksköterskor (RNs) i många länder är National Council Licensure Examination for Registered Nurses (NCLEX-RN), som administreras av tillsynsorgan eller sjuksköterskenämnder. NCLEX-RN är en datoriserad flervalsundersökning som bedömer kandidatens kunskaper och kompetens inom områden som säker och effektiv vårdmiljö, hälsofrämjande och underhåll, psykosocial integritet och fysiologisk integritet. Efter att ha passerat NCLEX-RN beviljas individer licens att praktisera som registrerade sjuksköterskor (RNs) inom licensmyndighetens jurisdiktion.

Förutom att slutföra ett sjuksköterskeutbildningsprogram och klara ett licensprov, måste individer som söker sjuksköterskelicens även uppfylla andra krav som fastställts av tillsynsorgan eller sjuksköterskenämnder. Dessa krav kan inkludera brottslig bakgrundskontroll, fingeravtryck, verifiering av utbildning och inlämning av dokumentation som visar överensstämmelse med licensbestämmelser. Tillsynsorgan eller sjuksköterskenämnder kan också kräva att sjuksköterskor förnyar sina licenser med jämna mellanrum genom att fullfölja krav på fortbildning, betala förnyelseavgifter och uppfylla andra kriterier för att visa pågående kompetens och lämplighet att träna.

Sjuksköterskelicensen bygger på principen om regulatorisk tillsyn, vilket innebär att upprätta och upprätthålla standarder för praxis för att skydda allmänheten från osäker eller inkompetent omvårdnad. Tillsynsorgan eller sjuksköterskenämnder är ansvariga för att fastställa licenskrav, utveckla och administrera licensundersökningar, utfärda och förnya licenser, utreda klagomål eller anklagelser om tjänstefel och vidta disciplinära åtgärder mot sjuksköterskor som bryter mot licensreglerna. Genom att reglera utövandet av omvårdnad säkerställer tillsynsorganen att sjuksköterskor följer etiska standarder, följer evidensbaserade praxisriktlinjer och upprätthåller kompetens i sina roller för att tillhandahålla säker vård av hög kvalitet till patienterna.

Omfattningen av praktiken för legitimerade sjuksköterskor definieras av tillsynsorgan eller sjuksköterskenämnder och kan variera beroende på faktorer som utbildningsförberedelser, erfarenhet och ytterligare certifieringar eller meriter. Registrerade sjuksköterskor (RNs) är vanligtvis auktoriserade att bedöma patienter, utveckla planer för omvårdnad, administrera mediciner och behandlingar, utföra omvårdnadsinsatser, samarbeta med andra medlemmar i vårdteamet och ge patientutbildning och stöd. Licensierade praktiska sjuksköterskor (LPN) eller licensierade yrkessjuksköterskor (LVN) har ett mer begränsat tillämpningsområde, vilket kan innefatta uppgifter som att ta vitala tecken, utföra grundläggande omvårdnad och administrera mediciner under överinseende av RNs eller läkare.

Sjuksköterskelicens är väsentligt för att säkerställa kvaliteten och säkerheten i den omvårdnad som ges till patienter och samhällen. Genom att fastställa standarder för praxis, kompetenskrav och regulatoriska tillsynsmekanismer, skyddar sjuksköterskelicensen allmänheten från skada och främjar förtroende och förtroende för sjuksköterskeyrket. Sjuksköterskor, arbetsgivare, beslutsfattare och andra intressenter inom hälso- och sjukvården har ett delat ansvar för att upprätthålla licensbestämmelser, stödja fortlöpande professionell utveckling och förespråka policyer och praxis som främjar excellens inom omvårdnad och patientvård.

Navigera arbetsplatspolicyer

I hälso- och sjukvårdens komplexa miljö fungerar arbetsplatspolicyer som viktiga riktlinjer som styr beteende, förväntningar och ansvar inom hälso- och sjukvårdsorganisationer. Att navigera i arbetsplatspolicyer är avgörande för att sjuksköterskor ska kunna säkerställa efterlevnad, professionalism och etiskt uppförande i sin dagliga verksamhet. Att förstå och följa arbetsplatsens policyer främjar inte bara patientsäkerhet och kvalitetsvård utan främjar också en positiv arbetsmiljö och skyddar sjuksköterskors rättigheter och välbefinnande. I det här kapitlet kommer vi att utforska vikten av att navigera i arbetsplatspolicyer, nyckelområden som omfattas av arbetsplatspolicyer och strategier för att effektivt tillämpa arbetsplatspolicyer i omvårdnadspraktiken.

Arbetsplatspolicyer omfattar ett brett spektrum av ämnen, inklusive men inte begränsat till professionellt uppförande, patienträttigheter och integritet, säkerhetsprotokoll, infektionskontrollåtgärder, dokumentationsstandarder, läkemedelsadministration och etiska riktlinjer. Dessa policyer är utvecklade och implementerade av hälsovårdsorganisationer för att främja konsekvens, ansvarsskyldighet och efterlevnad av regulatoriska standarder och bästa praxis. Sjuksköterskor förväntas bekanta sig med arbetsplatspolicyer som är relevanta för deras praktikmiljö och roll och att följa dessa policyer i sitt dagliga arbete.

Ett kritiskt område som täcks av arbetsplatspolicyer är professionellt uppförande och etik. Arbetsplatspolicyer beskriver vanligtvis förväntningar på professionellt beteende, kommunikation och mellanmänskliga relationer mellan vårdteammedlemmar, patienter och familjer. Sjuksköterskor förväntas visa respekt, integritet och kulturell känslighet i sin interaktion med andra, upprätthålla konfidentialitet och integritet i patientvården och följa etiska principer som välgörenhet, icke-illvilja, autonomi och rättvisa. Att förstå och tillämpa etiska riktlinjer i omvårdnadspraktiken är avgörande för att upprätthålla förtroendet och förtroendet hos patienter, kollegor och samhället.

Patienträttigheter och integritet tas också upp i arbetsplatspolicyer för att säkerställa skyddet av patientens konfidentialitet, värdighet och autonomi. Sjuksköterskor är ansvariga för att skydda patienternas personliga hälsoinformation, följa lagliga och regulatoriska krav såsom Health Insurance Portability and Accountability Act (HIPAA) och inhämta informerat samtycke för behandling, procedurer och deltagande i forskning. Arbetsplatspolicyer kan beskriva förfaranden för att komma åt och avslöja patientinformation, upprätthålla konfidentialitet i elektroniska journaler och ta itu med brott mot patientens integritet eller konfidentialitet.

Säkerhetsprotokoll och infektionskontrollåtgärder är kritiska komponenter i arbetsplatspolicyer som syftar till att förebygga olyckor, skador och spridning av infektionssjukdomar i hälsovårdsmiljöer. Sjuksköterskor förväntas följa etablerade säkerhetsrutiner, såsom korrekt handhygien, användning av personlig skyddsutrustning (PPE), säker patienthanteringsteknik och protokoll för hantering av farligt material eller medicinska nödsituationer. Arbetsplatspolicyer kan också behandla krisberedskap, katastrofinsatser och protokoll för rapportering av säkerhetsproblem eller incidenter.

Dokumentationsstandarder är en annan viktig aspekt av arbetsplatspolicyer som styr registrering, lagring och hämtning av patientinformation och kliniska data. Sjuksköterskor ansvarar för att upprätthålla korrekt, aktuell och fullständig dokumentation av patientbedömningar, interventioner, behandlingssvar och annan relevant information i journalen. Arbetsplatspolicyer kan beskriva dokumentationskrav, riktlinjer för kartläggning av praxis och procedurer för att dokumentera incidenter, fel eller negativa händelser. Att följa dokumentationsstandarder är avgörande för att säkerställa kontinuitet i vården, kommunikation mellan vårdgivare och juridiskt ansvar.

Läkemedelsadministrationen styrs av arbetsplatsens policyer för att främja säkra och effektiva medicineringsmetoder och förhindra medicineringsfel. Sjuksköterskor är ansvariga för att verifiera medicinbeställningar, förbereda och administrera mediciner korrekt, övervaka patienter för biverkningar och dokumentera medicinadministrering på lämpligt sätt. Arbetsplatspolicyer kan specificera protokoll för läkemedelsavstämning, dubbelkontrollprocedurer, förvaring och hantering av läkemedel samt för att svara på läkemedelsfel eller biverkningar. Att följa policyer för läkemedelsadministration minskar risken för läkemedelsfel, negativa läkemedelshändelser och patientskador.

Sammanfattningsvis är det viktigt att navigera i arbetsplatspolicyer för att sjuksköterskor ska kunna säkerställa efterlevnad, professionalism och etiskt uppförande i sin verksamhet. Arbetsplatspolicyer täcker ett brett spektrum av ämnen, inklusive professionellt uppförande, patienträttigheter och integritet, säkerhetsprotokoll, infektionskontrollåtgärder, dokumentationsstandarder och läkemedelsadministration. Sjuksköterskor förväntas bekanta sig med arbetsplatspolicyer som är relevanta för deras praktikinställning och roll och att följa dessa policyer i sitt dagliga arbete för att främja patientsäkerhet, kvalitetsvård och etisk praxis. Effektiv tillämpning av arbetsplatspolicyer kräver fortlöpande utbildning, kommunikation och samarbete mellan sjukvårdsteammedlemmar för att säkerställa konsekvens, ansvarighet och efterlevnad av regulatoriska standarder och bästa praxis.

Att hantera svåra patienter

Att navigera i interaktioner med svåra patienter är en oundviklig aspekt av omvårdnad som kräver tålamod, empati och effektiv kommunikationsförmåga. Svåra patienter kan uppvisa en rad olika beteenden, såsom agitation, aggression, bristande efterlevnad eller krävande, vilket kan utmana sjuksköterskors förmåga att ge medkännande vård och upprätthålla professionella gränser. Att hantera svåra patienter kräver att sjuksköterskor närmar sig varje situation med förståelse, självsäkerhet och ett engagemang för att främja positiva resultat för både patienten och vårdteamet. I det här kapitlet kommer vi att utforska strategier för att effektivt hantera svåra patientinteraktioner utan att kompromissa med patientvård eller professionell integritet.

En av de viktigaste strategierna för att hantera svåra patienter är att närma sig varje interaktion med empati och icke-dömande. Svåra beteenden beror ofta på underliggande faktorer som smärta, rädsla, ångest, förvirring eller tidigare erfarenheter, som kan förvärras av stressen från sjukdom eller sjukhusvistelse. Genom att visa empati och förståelse kan sjuksköterskor bygga relationer med svåra patienter, validera deras känslor och bekymmer och skapa en grund för effektiv kommunikation och samarbete. Att ta sig tid att lyssna aktivt, erkänna patienternas perspektiv och validera deras känslor kan hjälpa till att eskalera spända situationer och främja en känsla av tillit och samarbete.

Effektiv kommunikation är nyckeln till att hantera svåra patientinteraktioner och lösa konflikter på ett konstruktivt sätt. Sjuksköterskor bör sträva efter att kommunicera tydligt, lugnt och självsäkert med svåra patienter, med ett språk som är respektfullt, icke-konfronterande och icke-hotande. Att sätta tydliga förväntningar, gränser och gränser för beteende kan hjälpa till att hantera svåra patienters förväntningar och förhindra att missförstånd eller konflikter eskalerar. Sjuksköterskor bör också använda aktiva lyssningstekniker, såsom parafrasering, sammanfattning och reflektion, för att visa empati och säkerställa ömsesidig förståelse under interaktioner med svåra patienter.

Att upprätthålla yrkesgränser är väsentligt när man hanterar svåra patienter för att skydda sjuksköterskors välbefinnande och säkerställa patientvårdens säkerhet och integritet. Sjuksköterskor bör fastställa tydliga gränser för svåra patienter när det gäller acceptabelt beteende, lämplig kommunikation och respekt för personligt utrymme och integritet. Att sätta gränser för störande eller kränkande beteende, upprätthålla anläggningens policyer och procedurer och involvera säkerhet eller andra medlemmar av sjukvårdsteamet vid behov kan hjälpa till att hantera svåra patienter samtidigt som en säker och terapeutisk miljö upprätthålls för alla inblandade. Sjuksköterskor bör också söka stöd från kollegor, handledare eller psykiatriker om de känner sig överväldigade eller hotade av svåra patientinteraktioner.

Samarbete med vårdteamet är avgörande för att hantera svåra patientinteraktioner effektivt och säkerställa en heltäckande vård för patienter med komplexa behov. Sjuksköterskor bör samarbeta med läkare, andra sjuksköterskor, socialarbetare, mentalvårdspersonal och stödpersonal för att utveckla individualiserade vårdplaner, ta itu med underliggande problem som bidrar till svåra beteenden och implementera strategier för att hantera utmanande situationer. Tvärvetenskapliga teammöten, fallkonferenser eller debriefingssessioner kan ge möjligheter att dela insikter, problemlösning och samordna vård för svåra patienter över discipliner och vårdmiljöer.

Egenvård är väsentligt för att sjuksköterskor ska kunna upprätthålla motståndskraft och välbefinnande när de hanterar svåra patienter och stressiga situationer i vårdmiljön. Sjuksköterskor bör prioritera egenvårdsaktiviteter som regelbunden motion, tillräcklig sömn, hälsosam kost, mindfulness eller avslappningstekniker, och engagera sig i hobbyer eller aktiviteter som ger glädje och tillfredsställelse. Att ta pauser, söka stöd från kollegor eller handledare och få tillgång till personalstödsprogram eller rådgivningstjänster kan också hjälpa sjuksköterskor att klara av den känslomässiga bördan av att hantera svåra patientinteraktioner och förhindra utbrändhet eller medkänslaströtthet.

Sammanfattningsvis är hanteringen av svåra patienter en utmanande men oundviklig aspekt av omvårdnad som kräver tålamod, empati och effektiv kommunikationsförmåga. Genom att närma sig svåra patientinteraktioner med empati, tydlig kommunikation och självsäkerhet kan sjuksköterskor bygga förtroende, hantera förväntningar och främja positiva resultat för både patienter och vårdteamet. Att upprätthålla yrkesgränser, samarbeta med sjukvårdsteamet och prioritera egenvård är viktiga strategier för att hantera svåra patientinteraktioner samtidigt som sjuksköterskors välbefinnande värnas och en högkvalitativ, patientcentrerad vård säkerställs.

Konfliktlösning

Konflikter är en naturlig del av mänsklig interaktion, och i vårdmiljön, där känslorna är höga och insatserna är betydande, kan konflikter uppstå mellan vårdpersonal, patienter, familjer och andra intressenter. Konfliktlösning är en viktig färdighet för sjuksköterskor, eftersom det möjliggör effektiv hantering av meningsskiljaktigheter och främjande av positiva resultat för alla inblandade. Genom att använda kommunikationstekniker, aktivt lyssnande, empati och problemlösningsstrategier kan sjuksköterskor navigera i konflikter konstruktivt och upprätthålla en stödjande miljö för patientvården. I det här kapitlet kommer vi att utforska betydelsen av konfliktlösning inom omvårdnad, nyckelprinciper för konfliktlösning och strategier för att hantera konflikter effektivt inom hälso- och sjukvården.

Konfliktlösning är avgörande i omvårdnadspraktiken för att främja samarbete, lagarbete och effektiv kommunikation mellan vårdpersonal, vilket i slutändan leder till bättre patientresultat. Konflikter kan uppstå från skillnader i värderingar, kommunikationsstilar, prioriteringar eller mål, och om de lämnas olösta kan de negativt påverka patientvård, teammoral och organisatorisk effektivitet. Sjuksköterskor spelar en avgörande roll för att ta itu med och lösa konflikter i vårdmiljön, eftersom de ofta ligger i framkant av patientvården och interagerar med flera medlemmar i vårdteamet.

En nyckelprincip för konfliktlösning är att närma sig konflikter med ett öppet sinne och en vilja att lyssna och förstå olika perspektiv. Sjuksköterskor ska sträva efter att skapa en trygg och stödjande miljö för öppen dialog, där alla parter känner sig hörda, respekterade och värderade. Aktiva lyssningstekniker, som att parafrasera, sammanfatta och reflektera, kan hjälpa sjuksköterskor att klargöra missförstånd, identifiera underliggande bekymmer och validera känslorna hos dem som är inblandade i konflikten. Genom att visa empati och förståelse kan sjuksköterskor bygga relationer och förtroende med konfliktfyllda parter, vilket lägger grunden för gemensam problemlösning och lösning.

Effektiv kommunikation är avgörande för att lösa konflikter i omvårdnadspraktiken. Sjuksköterskor bör använda tydlig, självsäker och respektfull kommunikation när de hanterar konflikter, fokusera på beteendet eller frågan i stället för att göra personliga attacker eller bedömningar. Att använda "jag"-uttalanden för att uttrycka känslor, perspektiv och behov kan hjälpa sjuksköterskor att hävda sig självsäkert och självsäkert och undvika eskalerande konflikter. Sjuksköterskor bör också uppmuntra öppen kommunikation, aktivt deltagande och ömsesidig respekt bland konfliktfyllda parter, främja en samarbetsmiljö där problem kan hanteras och lösningar kan utforskas tillsammans.

En annan princip för konfliktlösning är att fokusera på gemensamma mål och intressen snarare än ståndpunkter eller skillnader. Sjuksköterskor bör sträva efter att identifiera gemensamma mål och prioriteringar bland konfliktfyllda parter, som att tillhandahålla patientvård av hög kvalitet, säkerställa patientsäkerhet eller förbättra lagarbete och kommunikation. Genom att fokusera på gemensamma värderingar och gemensamma värderingar kan sjuksköterskor underlätta samarbete och kompromisser, vilket leder till ömsesidigt acceptabla lösningar som adresserar de underliggande behoven och farhågorna hos alla inblandade. Att brainstorma kreativa lösningar, utforska alternativ och söka vinn-vinn-resultat kan hjälpa till att lösa konflikter effektivt samtidigt som man bevarar relationer och främjar positiva resultat för patienter och vårdteam.

Konfliktlösning inom omvårdnad kräver också förmågan att hantera känslor och deeskalera spända situationer effektivt. Sjuksköterskor bör förbli lugna, lyhörda och professionella när de tar itu med konflikter, även inför ilska, frustration eller aggression från andra. Att använda tekniker som djupandning, mindfulness eller visualisering kan hjälpa sjuksköterskor att hålla sig centrerade och fokuserade under stressiga möten. Sjuksköterskor bör också sätta gränser, upprätthålla anläggningspolicyer och involvera lämplig stödpersonal eller resurser, såsom handledare, säkerhets- eller mentalvårdspersonal, när konflikter eskalerar bortom deras förmåga att hantera självständigt.

Sammanfattningsvis är konfliktlösning en viktig färdighet för sjuksköterskor för att navigera i meningsskiljaktigheter och främja positiva resultat i vårdmiljön. Genom att närma sig konflikter med öppenhet, empati och självsäker kommunikation kan sjuksköterskor skapa en stödjande miljö för att ta itu med bekymmer, bygga förtroende och främja samarbete mellan vårdpersonal, patienter och familjer. Genom att fokusera på gemensamma mål, aktivt lyssna på olika perspektiv och söka vinn-vinn-lösningar kan sjuksköterskor lösa konflikter effektivt samtidigt som de bibehåller professionell integritet och främjar patientvård av hög kvalitet.

Nödsituationer

Nödsituationer är oförutsägbara händelser som kräver snabba och effektiva reaktioner för att förhindra skada, bevara liv och säkerställa säkerhet och välbefinnande för individer i nöd. I vårdmiljöer spelar sjuksköterskor en avgörande roll för att hantera akuta situationer, eftersom de ofta är de första som svarar på medicinska nödsituationer och är utbildade för att bedöma, ingripa och samordna vården i högstresssituationer. Att förstå krisberedskapsprotokoll, upprätthålla klinisk kompetens och samarbeta med vårdteamet är avgörande för att sjuksköterskor ska kunna reagera på nödsituationer och ge optimal vård till patienterna. I det här kapitlet kommer vi att utforska betydelsen av akutberedskap i omvårdnadspraktiken, nyckelprinciper för nödsituationer och strategier för att hantera akuta situationer effektivt.

Akutberedskap är en hörnsten i omvårdnadspraktiken, eftersom sjuksköterskor har anförtrotts ansvaret att reagera på medicinska nödsituationer och ge snabb och lämplig vård till patienter i kris. Sjuksköterskor måste vara kunniga om nödprotokoll, procedurer och utrustning i sin vårdmiljö, såväl som utbildade i grundläggande livstöd (BLS), avancerad hjärtlivsstöd (ACLS) och andra relevanta akutinsatser. Regelbunden träning, övningar och simuleringar är avgörande för att upprätthålla klinisk kompetens och beredskap att reagera på nödsituationer effektivt.

En nyckelprincip för akutinsatser är att prioritera patientsäkerhet och stabilisering under en akut situation. Sjuksköterskor måste snabbt bedöma platsen, säkerställa personlig säkerhet och prioritera insatser utifrån patientens tillstånd och omedelbara behov. De primära målen för akutinsatser är att bedöma och hantera livshotande tillstånd, såsom luftvägsobstruktion, andningssvårigheter, hjärtstillestånd eller allvarligt trauma, och att stabilisera patientens tillstånd för att förhindra ytterligare försämring och underlätta övergången till definitiv vård.

Effektiv kommunikation är avgörande i akuta situationer för att säkerställa snabb samordning av vården och effektiv användning av resurser. Sjuksköterskor bör kommunicera tydligt, lugnt och självsäkert med andra medlemmar av sjukvårdsteamet och ge viktig information om patientens tillstånd, utförda insatser och den hjälp som behövs. Att samarbeta med läkare, andningsterapeuter, ambulanspersonal och andra vårdgivare möjliggör multidisciplinär bedömning och behandling av patienter i kris, optimerar resultaten och minimerar förseningar i vården.

En annan nyckelprincip för nödsituationer är att förbli lugn, fokuserad och anpassningsbar i situationer med hög stress. Sjuksköterskor måste hantera sina känslor, behålla lugnet och prioritera uppgifter effektivt för att ge organiserad och effektiv vård under nödsituationer. Att använda kognitiva hjälpmedel, som nödalgoritmer, checklistor eller mnemonics, kan hjälpa sjuksköterskor att komma ihåg viktig information och insatser under press, vilket minskar risken för fel eller utelämnanden i vården. Sjuksköterskor bör också delegera uppgifter efter behov, mobilisera resurser och omvärdera patientens tillstånd ofta för att anpassa insatserna efter behov.

Utöver att hantera patientvård under nödsituationer måste sjuksköterskor också ta hand om de känslomässiga och psykologiska behoven hos patienter, familjer och kollegor som drabbats av krisen. Att ge känslomässigt stöd, trygghet och information till patienter och familjer kan hjälpa till att lindra ångest, rädsla och osäkerhet under stressiga situationer. Sjuksköterskor bör också debriefa med kollegor, delta i kritiska incidenter stresshantering (CISM) debriefings och få tillgång till stödresurser som behövs för att bearbeta sina egna känslor och upplevelser relaterade till nödsituationen.

Sammanfattningsvis kräver akuta situationer att sjuksköterskor reagerar snabbt, beslutsamt och samarbetar för att säkerställa säkerheten och välbefinnandet för patienter i kris. Genom att upprätthålla krisberedskap, klinisk kompetens och effektiv kommunikationsförmåga kan sjuksköterskor hantera nödsituationer effektivt och ge optimal vård till patienter i behov. Att prioritera patientsäkerhet, förbli lugn under press och att ta hand om patienters och kollegors känslomässiga behov är väsentliga principer för akutinsatser som vägleder sjuksköterskor i att ge medkännande och effektiv vård under kritiska incidenter.

Att hantera döden

Inom omvårdnad är det att möta döden en oundviklig aspekt av att ta hand om patienter med allvarliga sjukdomar, kroniska tillstånd eller livshotande skador. Sjuksköterskor befinner sig ofta i framkanten av vård i livets slutskede och ger stöd, tröst och omsorg till patienter och deras familjer under tider av förlust och sorg. Att hantera döden kräver att sjuksköterskor navigerar i komplexa känslor, kommunicerar effektivt med patienter och familjer och engagerar sig i egenvårdsmetoder för att upprätthålla motståndskraft och välbefinnande. I det här kapitlet kommer vi att utforska de utmaningar och ansvarsområden som är förknippade med att hantera dödsfall i omvårdnadspraktiken och strategier för att tillhandahålla vård i livets slutskede av hög kvalitet.

Att möta döden kan framkalla en rad känslor för sjuksköterskor, inklusive sorg, sorg, skuld och ångest. Sjuksköterskor kan bilda nära band med patienter och deras familjer, vilket gör att förlusten av en patient känns djupt personlig och påverkande. Det är viktigt för sjuksköterskor att erkänna och bearbeta sina känslor på ett hälsosamt sätt och söka stöd från kollegor, handledare eller rådgivning efter behov. Reflekterande metoder, såsom journalföring, debriefingssessioner eller deltagande i stödgrupper, kan hjälpa sjuksköterskor att hantera den känslomässiga bördan av att hantera döden och förhindra utbrändhet eller medkänslasttrötthet.

Kommunikation är en avgörande aspekt av att ge medkännande vård i livets slutskede och stödja patienter och familjer under tider av förlust. Sjuksköterskor bör kommunicera öppet, ärligt och lyhört med patienter och familjer om patientens prognos, mål för vården och preferenser för behandling i livets slutskede. Att tillhandahålla information om tillgängliga stödtjänster, palliativa vårdalternativ och förhandsplanering av vård kan ge patienter och familjer möjlighet att fatta välgrundade beslut om sin vård och förbereda sig för livets slut. Sjuksköterskor bör också erbjuda känslomässigt stöd, aktivt lyssnande och validering av patienters och familjers känslor och oro, skapa en säker och stödjande miljö för att bearbeta sorg och säga adjö.

Att ge komfort och symtomhantering är en central aspekt av vård i livets slutskede, eftersom sjuksköterskor strävar efter att lindra lidande och främja värdighet och livskvalitet för patienter som närmar sig livets slut. Sjuksköterskor bör bedöma och hantera fysiska symtom som smärta, dyspné, illamående och ångest med hjälp av evidensbaserade interventioner och tvärvetenskapliga metoder för palliativ vård. Komfortåtgärder, såsom positionering, mild beröring, lugnande musik eller avslappningstekniker, kan hjälpa till att främja avslappning och lugn för patienter och familjer under döendeprocessen. Sjuksköterskor bör också underlätta möjligheter till andligt och existentiellt stöd, respektera patienters och familjers tro och preferenser för ritualer, böner eller meningsfulla kontakter med nära och kära.

Att stödja familjer och nära och kära är en viktig aspekt av vård i livets slutskede, eftersom de navigerar i de känslomässiga, praktiska och andliga aspekterna av förlust och sorg. Sjuksköterskor bör ge kontinuerligt stöd, utbildning och vägledning till familjer under hela döendeprocessen, hjälpa dem att förstå vad de kan förvänta sig och hur de ska hantera sorg och förlust. Att uppmuntra familjer att tillbringa kvalitetstid med sin älskade, uttrycka sina känslor och dela minnen kan hjälpa till att underlätta meningsfulla kontakter och avslutning under döendeprocessen. Sjuksköterskor bör också hjälpa familjer att få tillgång till stödtjänster, rådgivning och resurser för att klara av sorg och anpassa sig till livet efter förlusten av en älskad.

Att engagera sig i egenvårdsmetoder är avgörande för att sjuksköterskor ska kunna upprätthålla motståndskraft och välbefinnande när de hanterar dödsfall i sjuksköterskepraktiken. Sjuksköterskor bör prioritera egenvårdsaktiviteter som regelbunden motion, tillräcklig sömn, hälsosam kost och fritidsaktiviteter som främjar avslappning och stresslindring. Att sätta gränser, söka stöd från kollegor eller handledare och utöva mindfulness eller meditation kan hjälpa sjuksköterskor att hantera sina känslor och förhindra medkänslaströtthet eller utbrändhet. Genom att ta hand om sig själva kan sjuksköterskor fortsätta att ge medkännande och effektiv vård till patienter och familjer under tider av förlust och sorg.

Sammanfattningsvis är hanteringen av döden en utmanande men väsentlig aspekt av omvårdnadspraktiken som kräver medkänsla, empati och effektiva kommunikationsförmåga. Genom att erkänna och bearbeta sina känslor, kommunicera lyhört med patienter och familjer, ge tröst och symptomhantering, stödja familjer genom sorgeprocessen och engagera sig i egenvård, kan sjuksköterskor tillhandahålla vård och stöd i livets slutskede av hög kvalitet till patienter och familjer under tider av förlust och övergång. Genom att hedra varje individs värdighet och mänsklighet kan sjuksköterskor göra en meningsfull skillnad i livet för dem som står inför döden och sorgen, ge tröst, tröst och hopp under livets mest utmanande ögonblick.

Självreflektion och feedback

Självreflektion och återkoppling är viktiga komponenter för professionell tillväxt och utveckling inom omvårdnadspraktiken. Genom självreflektion kan sjuksköterskor undersöka sina handlingar, attityder och övertygelser, identifiera förbättringsområden och sätta upp mål för personlig och professionell utveckling. Feedback, oavsett om det kommer från kollegor, handledare, patienter eller självutvärdering, ger värdefulla insikter och perspektiv som hjälper sjuksköterskor att få självmedvetenhet, förfina sina färdigheter och förbättra kvaliteten på vården de tillhandahåller. I det här kapitlet kommer vi att utforska vikten av självreflektion och återkoppling i omvårdnad, strategier för att engagera sig i självreflektion och tekniker för att ge och ta emot feedback effektivt.

Självreflektion är en process av introspektion och självrannsakan som gör det möjligt för sjuksköterskor att utforska sina tankar, känslor och erfarenheter i klinisk praktik. Genom att ta sig tid att reflektera över sina handlingar, interaktioner och beslut kan sjuksköterskor få insikt om sina styrkor, svagheter och områden för tillväxt. Självreflektion gör det möjligt för sjuksköterskor att identifiera beteendemönster, känna igen fördomar eller antaganden och utmana sig själva att anta nya perspektiv eller förhållningssätt till vården. Att engagera sig i självreflektion främjar självmedvetenhet, kritiskt tänkande och kontinuerligt lärande, vilket förbättrar sjuksköterskors förmåga att ge säker, medkännande och kulturellt kompetent vård till patienter och familjer.

Det finns flera strategier som sjuksköterskor kan använda för att effektivt engagera sig i självreflektion. Journalföring är en vanlig teknik som gör att sjuksköterskor kan registrera sina tankar, upplevelser och iakttagelser skriftligt, vilket ger ett utrymme för självuttryck och utforskning. Reflekterande skrivuppmaningar, som "Vad gick bra idag?" eller "Vad kunde jag ha gjort annorlunda?" kan vägleda sjuksköterskor i att reflektera över specifika aspekter av sin praktik och identifiera möjligheter till förbättringar. Grupper med kamratdiskussion, mentorskapsprogram eller workshops för reflekterande praktik ger också möjligheter för sjuksköterskor att engagera sig i strukturerad reflektion, dela erfarenheter och få insikter från kollegor.

Feedback är ett annat värdefullt verktyg för professionell utveckling inom omvårdnad, som ger sjuksköterskor information om deras prestationer, beteenden och inverkan på andra. Feedback kan komma från en mängd olika källor, inklusive kollegor, handledare, patienter och självutvärdering, och kan ta många former, såsom muntlig feedback, skriftliga utvärderingar eller prestationsbedömningar. Genom att få feedback kan sjuksköterskor få perspektiv på sina styrkor och förbättringsområden, validera sina ansträngningar och identifiera möjligheter till tillväxt och utveckling. Att införliva feedback i praktiken främjar en kultur av ständiga förbättringar, ansvarstagande och spetskompetens inom omvårdnad.

Att ge feedback effektivt kräver lyhördhet, specificitet och konstruktiv kommunikationsförmåga. När de ger feedback till kollegor eller studenter bör sjuksköterskor fokusera på specifika beteenden eller handlingar, snarare än att göra generaliseringar eller bedömningar om deras karaktär eller kompetens. Feedback bör vara aktuell, specifik och handlingsbar och ge konkreta exempel och förslag på förbättringar. Att använda en återkopplingsmodell som tillvägagångssättet "smörgås", som innebär att lägga konstruktiv feedback mellan positiv feedback och uppmuntran, kan hjälpa till att mildra kritikens inverkan och främja mottaglighet för feedback.

Att ta emot feedback graciöst är en väsentlig färdighet för sjuksköterskor att odla, eftersom det kräver öppenhet, ödmjukhet och en vilja att lära och växa. Sjuksköterskor bör närma sig feedback med ett öppet sinne och ett tillväxttänk, se feedback som en möjlighet till lärande och professionell utveckling snarare än som en personlig kritik. Aktivt lyssnande, ställa klargörande frågor och uttrycka uppskattning för mottagen feedback kan visa mottaglighet och tacksamhet, främja förtroende och samarbete med återkopplingsleverantörer. Sjuksköterskor bör också reflektera över mottagen feedback, identifiera åtgärder för förbättring och följa upp med återkopplingsleverantörer för att visa framsteg och engagemang för tillväxt.

Sammanfattningsvis är självreflektion och återkoppling väsentliga processer för professionell tillväxt och utveckling i omvårdnadspraktiken. Genom att engagera sig i självreflektion kan sjuksköterskor få insikt i sina styrkor och områden för förbättring, främja självmedvetenhet, kritiskt tänkande och kontinuerligt lärande. Att få feedback från kollegor, handledare, patienter och självutvärdering ger värdefulla insikter och perspektiv som hjälper sjuksköterskor att förfina sina färdigheter, förbättra sin praktik och förbättra kvaliteten på vården de tillhandahåller. Genom att införliva självreflektion och feedback i sin praktik kan sjuksköterskor odla en kultur av spetskompetens, ansvarighet och ständiga förbättringar, vilket säkerställer leverans av säker, medkännande och patientcentrerad vård.

Håll dig motiverad och passionerad

Inom omvårdnad är det viktigt att vara motiverad och passionerad för att bibehålla entusiasm, motståndskraft och engagemang för yrket mitt i utmaningarna och kraven från klinisk praktik. Sjuksköterskor som är motiverade och brinner för sitt arbete är mer benägna att ge vård av hög kvalitet, förespråka patienternas behov och bidra positivt till sina team och vårdorganisationer. Att odla motivation och passion kräver att sjuksköterskorna vårdar sin känsla av syfte, finner tillfredsställelse i sitt arbete och prioriterar egenvård och personligt välbefinnande. I det här kapitlet kommer vi att utforska strategier för att förbli motiverad och passionerad i omvårdnadspraktiken, även inför motgångar eller utbrändhet.

En nyckelstrategi för att förbli motiverad och passionerad inom omvårdnad är att återknyta kontakten med sin känsla av syfte och värderingar. Att reflektera över anledningarna till att man valde att göra en karriär inom omvårdnad, såsom en önskan att hjälpa andra, göra skillnad i människors liv eller bidra till det större bästa, kan återuppliva passion och entusiasm för yrket. Sjuksköterskor som känner sig i linje med sina värderingar och uppdrag är mer benägna att finna tillfredsställelse och mening i sitt arbete, även under utmanande tider, och förblir engagerade i att ge medkännande, patientcentrerad vård.

Att främja en stödjande arbetsmiljö är avgörande för att upprätthålla motivation och passion i vårdverksamheten. Sjuksköterskor trivs i miljöer där de känner sig värderade, respekterade och stöttade av sina kollegor, handledare och vårdorganisationer. Att bygga positiva relationer, odla lagarbete och erkänna och fira prestationer kan öka moralen och skapa en känsla av kamratskap och tillhörighet bland vårdteam. Sjuksköterskor bör förespråka arbetsplatspolicyer och praxis som främjar balans mellan arbete och privatliv, professionell utveckling och anställdas välbefinnande, vilket säkerställer en positiv och stödjande arbetsplatskultur för alla.

Kontinuerligt lärande och professionell utveckling är avgörande för att förbli motiverad och passionerad inom sjuksköterskepraktiken. Sjuksköterskor bör söka möjligheter till lärande, tillväxt och avancemang, som att delta i konferenser, ta certifieringar eller avancerade examina, delta i fortbildningsprogram eller engagera sig i forskning och vetenskaplig verksamhet. Genom att utöka sina kunskaper och färdigheter kan sjuksköterskor hålla sig à jour med bästa praxis, innovativa teknologier och evidensbaserade insatser, förbättra deras effektivitet och förtroende för sina roller och behålla entusiasmen för sitt arbete.

En annan strategi för att hålla sig motiverad och passionerad inom omvårdnad är att prioritera egenvård och personligt välbefinnande. Sjuksköterskor sätter ofta andras behov före sina egna, vilket leder till utbrändhet, medkänslaströtthet och minskad motivation över tid. Att ta sig tid för egenvårdsaktiviteter som träning, avkoppling, hobbyer och att umgås med nära och kära är avgörande för att ladda upp och fylla på fysiska, känslomässiga och psykologiska reserver. Att sätta gränser, utöva mindfulness eller meditation och söka stöd från kollegor, handledare eller mentalvårdspersonal kan hjälpa sjuksköterskor att hantera stress, förhindra utbrändhet och upprätthålla en hälsosam balans mellan arbete och privatliv.

Att hitta glädje och tillfredsställelse i vardagliga stunder är ett kraftfullt sätt att förbli motiverad och passionerad i omvårdnadspraktiken. Sjuksköterskor bör fokusera på de positiva aspekterna av sitt arbete, som att skapa kontakter med patienter och familjer, bevittna ögonblick av läkning och återhämtning eller göra en meningsfull skillnad i någons liv. Att fira små segrar, uttrycka tacksamhet och upprätthålla ett sinne för humor kan hjälpa sjuksköterskor att förbli motståndskraftiga och optimistiska inför motgångar eller utmaningar. Genom att anamma ett tankesätt av tacksamhet och uppskattning kan sjuksköterskor odla glädje, motståndskraft och passion för sitt arbete, även under de mest krävande omständigheter.

Sammanfattningsvis, för att hålla sig motiverad och passionerad i omvårdnadspraktiken kräver sjuksköterskorna att vårda sin känsla av syfte, odla stödjande relationer, prioritera kontinuerligt lärande och professionell utveckling, prioritera egenvård och välbefinnande samt finna glädje och tillfredsställelse i sitt arbete. Genom att anpassa sig till sina värderingar, förespråka stödjande arbetsmiljöer och omfamna möjligheter till tillväxt och egenvård, kan sjuksköterskor bibehålla entusiasm, motståndskraft och engagemang för yrket, vilket säkerställer leverans av högkvalitativ, medkännande och patientcentrerad vård.

Slutsats

Sammanfattningsvis är resan att bli sjuksköterska och navigera i vårdmiljöns komplexitet både utmanande och givande. Genom hela den här guiden har vi utforskat olika aspekter av omvårdnadspraktik, från grundläggande färdigheter till avancerade koncept, och belyst vikten av kontinuerligt lärande, självreflektion och professionell tillväxt.

Som blivande eller praktiserande sjuksköterskor är det viktigt att komma ihåg betydelsen av medkänsla, empati och påverkansarbete i våra roller. Oavsett om de tillhandahåller direkt patientvård, samarbetar med tvärvetenskapliga team eller förespråkar patienters rättigheter, har sjuksköterskor en djupgående inverkan på individers och samhällens liv.

Vi har diskuterat vikten av att bemästra grundläggande omvårdnadsfärdigheter, förstå professionella ansvarsområden och anamma utmaningar som kommunikation, lagarbete och etiskt beslutsfattande. Dessutom har vi utforskat strategier för att hantera svåra situationer, stödja patienter och familjer under kristider, och upprätthålla motivation och passion för sjuksköterskeyrket.

I slutändan är omvårdnad mer än bara ett jobb – det är ett kall, ett yrke som bottnar i viljan att lindra lidande, främja hälsa och förbättra livskvaliteten för andra. Genom att förkroppsliga värdena medkänsla, integritet och livslångt lärande kan sjuksköterskor göra en meningsfull skillnad i livet för dem de tjänar och bidra till att främja hälso- och sjukvården över hela världen.

När du ger dig ut på din resa inom omvårdnad eller fortsätter att växa i din praktik, kom ihåg att anamma utmaningar som möjligheter till tillväxt, sök stöd och mentorskap från kollegor och mentorer, och glöm aldrig bort den inverkan du har på andras liv.

Tack för att du är med på denna utforskning av sjuksköterskepraktiken. Må du finna tillfredsställelse, glädje och syfte i din resa som sjuksköterska, och må du fortsätta att inspirera och stärka din omgivning med din passion och hängivenhet för sjuksköterskeyrket.

www.ingramcontent.com/pod-product-compliance
Lightning Source LLC
Chambersburg PA
CBHW070109230526
45472CB00004B/1191